目錄
CONTENTS

前言

人類靈魂如水；
自天堂而來，
朝天堂飛昇。
再度返回人間，
如此永恆反覆。

——德國戲劇家、詩人　歌德（Goethe）

在我的第一本書《輪迴八十六次的生命覺醒之旅》（*Many Lives, Many Masters*）即將出版前，我造訪了住處附近的書店，想知道他們是否進了這本書。書店老闆應我的要求現場查了電腦。

「我們進了四本，」他告訴我，「你想現在就下訂一本嗎？」

可想而知，我對於出版商的初版印量是否能順利賣完不太有信心。畢竟這本書是關於一名年輕病人的不可思議療癒旅程，書中除了記錄她透過催眠前世回溯的治療過程，也描述了我們兩人的生命如何因而產生劇烈變化。這樣的內容怎麼看都不像備受尊敬的心理醫生會寫的書，但我知道，即使這本書在美國的其他地方沒有人買，我的朋友、鄰居和親戚支持的數量一定遠超過四本。

「請再考慮看看，」我說，「我有很多朋友、病人和認識的人，他們一定會來這個書店買。能多進幾本嗎？」

在我以個人名譽做為擔保的強力遊說之下，他才心不甘、情不願地進了一百本書。讓我大為震驚的是，這本書成為了全球暢銷書，（在當時）不只賣出了兩百萬冊，還翻譯成超過二十種語言，我的人生自此有了出乎意料的轉向。

我原先的生命成長軌跡十分典型，先是以優異的成績畢業於美國哥倫比亞大學，接著在耶魯大學醫學院接受醫學專業訓練，然後又去紐約大學教學醫院完成實習，再回到耶魯接受精神醫學專科訓練。接下來我不只行醫，還繼續在學術界發展，先後在匹茲堡大學和邁阿密大學的醫學院任職。

到了邁阿密之後，我在西奈山醫學中心（Mount Sinai Medical Center）工作了十一年，擔任精神醫學部門負責人。這段時間我發表了許多篇科學論文和書籍合著章節，學術事業蒸蒸日上。

接著，凱瑟琳走進我在西奈山醫學中心的診療室，也就是我在第一本書中描述的年輕病人。她鉅細靡遺的前世回憶一開始令我難以置信，隨後她在深度催眠狀態中展現傳達奧妙訊息的能力，讓我的生活起了翻天覆地的變化，我再也無法重拾原本看待世界的方式。在凱瑟琳之後，有更多病人前來尋求幫助，要求進行前世回溯催眠療法。許多都是有著頑強症狀的病人，他們對傳統治療和心理治療兩者毫無反應，沒想到這個療法卻讓他們康復了。

在我的第二本書《生命輪迴》（*Through Time into Healing*）中，針對前世回溯療法的療癒潛能，我整理了自己學到的很多知識，那本書也描述了許多病人的真實案例故事。

所有的故事裡，最有趣是和第三本書《輪迴兩千年的命定相遇之旅》（*Only Love is Real*）的主題有關的故事，也就是您手上的這本。這是一本關於靈魂伴侶的書，靈魂伴侶說的是那些因為愛而永恆相繫，在輪迴中不停重逢，並共同體驗生活、經歷生命的人們。我們必須學習如何找到並認出我們的靈魂伴侶，並作出需要勇氣的抉擇，延續這段緣分，如此一來，我們才不會錯過活在這世上最動人、最重要的那些時刻。

命運決定了靈魂伴侶的相遇，我們**必然**會遇到他們。但相遇之後如何應對，取決於我們的選擇——或稱為自由意志。若是選擇錯誤或錯失良機，隨之而來的會是難以承受的孤獨和痛苦，而正確的選擇和充分把握機會，則會為我們帶來極大的喜悅和幸福。

這個故事的主角之一是美麗的伊莉莎白（Elizabeth），她來自美國中西部，因為喪母陷入沉痛的哀悼和焦慮之中，因此找我求助。另外，她與男性的交往狀況也一直困擾著她，不知為何她總是選到沒擔當的對象、苛待她的人或是對她不好的伴侶，從來沒有在異性關係中找到真愛。

我們的療癒旅程回溯至久遠以前，並發掘出許多驚人事實。

在伊莉莎白接受我的前世回溯治療時，我還有另一名因失去親人而身陷悲慟的病人。他叫佩德羅（Pedro），一位迷人的墨西哥男性，他的哥哥不久前因一場悲慘的意外去世，在他最脆弱的時候，他和母親的問題以及他年少時的黑暗祕密也不斷困擾著他。

佩德羅背負著沉重的絕望和對人生的質疑，身邊找不到可以傾訴的對象。他也決定回到古老時代追尋，希望找到解決之道，治癒自己的傷痛。有一段時間，伊莉莎白和佩德羅同時在接受我的治療，但由於會診時間總是錯開，彼此從未見面。

在過去十五年來，我治療過許多伴侶和家庭。他們往往會透過療程發現，這一世的另一半或摯愛親友，前世就曾出現在自己的生命裡。有的時候，伴侶兩人會同時接受催眠回溯，並且在第一場療程時回到曾與對方交會、互動的前世，他們往往因此感到震驚。

前世場景在他們眼前重演時，當下他們並不會說話，往往要在他們離開放鬆的催眠狀態後，才會透過交談知道彼此看到了同樣的場景，感受到同樣的情緒，而通常也要到這個時候，我才會知道他們早在前世就與彼此有關。

伊莉莎白和佩德羅恰好相反，雖然兩人都會躺在我診療室的皮椅上，但他們是在不同時間各自訴說著自己找回前世的經歷。他們互不認識，從未碰面，並且來自不同的國家和文化；甚至兩人間唯一的共通點，也就是我，也完全沒理由懷疑他們之間有任何關聯。然而，他們所描述的前世是如此驚人地相似，無論是細節或感受到的情感，都能夠完美吻合。難道他們在生生世世中曾經相愛又失去彼此嗎？一開始，對這場正在默默發酵的奇妙緣分，我們三人都毫無所知。

我是第一個發現兩人之間連結的人。但接下來，我該怎麼辦呢？

我能告訴他們嗎？如果我錯了怎麼辦？這算不算違反醫生與病人之間的保密協定？他們現在已建立的親密關係該怎麼辦？人真的能干涉命運嗎？如果在這世相遇並不符合宇宙安排，或對他們一點好處也沒有，那會怎樣？如果他們的關係再度失敗，會不會破壞他們透過療程取得的所有進展，甚至讓他們對我這個治療師失去信心呢？

我在醫學院多年的學習和之後在耶魯大學醫學院所受的精神醫學專科訓練，都讓我深深相信無論無何都不可以對病人造成傷害。如果做決定時有任何疑慮，最重要的考量就是不要造成傷害。伊莉莎白和佩德羅的狀態都在好轉，也許我應該讓他們保持那樣就好了。

這個決定很困難，但因為佩德羅即將結束療程，之後就要搬離美國了，所以我得當機立斷。

這本書無法包括兩人的所有療程，其中又以伊莉莎白的療程省略較多，這是因為有一些回溯與主要的故事無關，還有一些療程屬於傳統心理治療的範疇，並未使用到催眠回溯。

接下來的內容來自病歷、錄音檔案的逐字稿以及我的記憶。為了保障個人隱私，姓名和某些細節經過更動。

這是一個關於命運和希望的故事，類似的故事每天都在許多地方默默發生。只是這一次，有人聽見並將它寫了下來。

第一章　在時光長河中重逢

因此，你要知道，我會從那廣大的寂靜中回來……
不要忘記，我將會回來與你們重聚……
只要一會兒，只要在風上休憩片刻，另一個女人將會再度誕下我。
——黎巴嫩詩人　哈利勒．紀伯倫（Khalil Jubran）

每個人的生命裡都有特殊的人，通常不只一個，會有兩、三個，甚至是四、五個。這些重要的人可能和你屬於不同世代，他們跨越時間的洪流和無窮的空間維度，來到你的身邊和你重聚。他們從另一個世界、從天堂而來，他們的樣子也許會改變，但你的心會認出他們。你的心就像埃及的沙漠或古老的蒙古草原擁抱著灑落的月光，曾經將他們輕輕擁在懷中。在沒能在歷史留名的將軍麾下，你們曾一起並肩作戰，在遠古布滿塵土的沙洞中，你們曾一起棲居。你們之間的牽絆永遠不會消逝，你也永遠不會陷入孤單之中。

你的腦袋可能會自作聰明地說：「我不認識這個人。」但你的心會知道。

當他第一次牽起你的手，肌膚相觸的記憶就會打破時間限制，震醒你身體裡的每一個細胞；當她專注地看著你的眼睛，你就能認出那相伴數個世紀的靈魂伴侶；你的胃可能會因為緊張興奮而攪動，你的手臂可能會冒出雞皮疙瘩。生命的其他一切在這一刻，突然失去重要性。

然而對方可能無法認出你，即使你感覺自己找到失落已久的重要之人，你知道自己認識他，有強烈的羈絆牽引著你，你甚至看見了未來所有的可能性，但他沒有辦法。他可能被恐懼、知識或其他困擾淹沒，無法睜開心靈之眼。他不願意幫助你揭開那層遮蔽。你只能哀嘆悲痛，而他則渾然不覺地繼續遊蕩。命運的安排是如此精巧又脆弱。

但當兩人都認出彼此，釋放的熱情又是如此巨大，連火山也為之遜色。

靈魂的相認可以在一瞬間發生，那是一種莫名襲來的熟悉感，你對眼前剛認識的人油然生出深刻的理解，那通常是只有親近家人才能達到的靈魂深度，甚至可能比那更深，連家人都無法企及。這一切沒有理性的解釋，你就是直覺地知道該說什麼，該如何反應。僅僅一天、一週或一個月，你就明白在這個人面前，自己已完全安全，可以放心交付。

靈魂的相認也可能是幽微、緩慢的，像是面紗被輕柔地緩緩挑起，漸漸顯露出全貌。在遇到靈魂伴侶時，並不是每個人都已經準備好認出對方，這牽涉到時機，有時還得仰賴先認出來之人的耐心。

你可能只是瞥見了一張熟悉的臉孔，做了個夢，或突然湧上一段回憶或一股情緒，這些都可能讓你察覺到靈魂友伴的存在。也有可能你是透過雙手的觸感、唇瓣的接觸，感覺到靈魂為之震顫，而認出對方。

這個觸碰也可能來自你的孩子、父母、手足或好友。但也有可能，那是來自你的摯愛，他們穿越千百年來到你的面前，只為了再給你一吻，讓你知道你們從未分離，將會永恆聚首。

第二章　伊莉莎白的故事

我常常感覺到，活過的人生對我來說，像是一個缺少頭尾的故事。我覺得自己像一個歷史片段，一個從連續篇章中截出的一段文字，遺落了前文後語。我相信也許在上一個世紀我就曾經活過，並且在那時遇上了無法解答的問題，因此才必須再度降生，好完成那時沒能完成的功課。

——瑞士心理學家　卡爾·榮格（Carl Jung）

伊莉莎白高䠷修長，是個有著一頭金色長髮的迷人女性，一對藍色雙眸中點綴著些許淺褐色斑點。當穿著海軍藍正式套裝的她抵達我的辦公室，緊張地在我的大型白色皮製躺椅上坐下時，最吸引我注意的，就是那雙盛滿憂傷的眼睛。

她讀了我的《輪迴八十六次的生命覺醒之旅》，在許多方面與書中的主人公凱瑟琳產生共鳴，所以前來見我，希望得到幫助。

「我不太知道妳為什麼會來，」我很快看完她填寫的初診表，接著忍不住問了這個問題，希望能打破療程剛開始時常見的尷尬。表格確實提供了許多有用的資訊，我知道了她的名字、年齡、推薦轉診機構，表格最後的主訴症狀那欄，她列出了喪親之痛、焦慮和睡眠障礙，但我還是希望知道進一步細節。而在她開始說話之後沒多久，我的腦子就自動為清單添加了「親密關係」。

「我的人生就是一團亂，」她如此宣布，接著就像終於找到一個安全出口一般，開始毫無保留地傾吐自己的故事。我可以明顯感覺到，她正在釋放深埋許久的壓力。

她訴說的過往有著許多波折起伏，聲音中也流露出豐富深層的情感，但伊莉莎白並不覺得自己的故事有趣，甚至出口貶低自己的經驗。

「我的人生比起凱瑟琳順遂多了，」她說，「沒有人會想把我的事情寫成一本書的。」

不論順遂還是波折，她都流暢地道出了自己的生命故事。

伊莉莎白是個成功的企業女性，在邁阿密有一家自己的會計公司。她今年三十二歲，出生於明尼蘇達州（Minnesota）鄉下，父母在那裡有一個很大的農場，她和哥哥還有許多動物一起在農場裡長大。她的父親是個認真工作又不苟言笑的男人，鮮少流露自己的情感，唯二會突破防衛的情感是生氣和狂怒。這種時候，他會大發雷霆，衝動地對家人發飆，有時還會揍伊莉莎白的哥哥。伊莉莎白收到的怒氣只限於言語，但還是讓她非常受傷。

這些兒時的傷害到現在仍然深埋在她心中。兒時父親對她的譴責和批評，讓她對自己的評價很低，痛苦包裹著她，讓她難以敞開心胸。她總是覺得自己哪裡不好或有什麼地方不對，因此擔心他人會像父親一樣，看到自己的所有缺點，這個傾向在面對男性時尤其嚴重。

幸運的是，她的父親並不常發作。發怒之後，通常很快就會戴回嚴肅冷漠的面具，用平常的性格和行為把自己與環境隔絕開來。

伊莉莎白的母親是一個開明且獨立的女性，她一直鼓勵伊莉莎白自立，同時也溫暖地在情感上滋養女兒。由於生下了兩個孩子，母親在那時的環境限制下，只能留在農場負起養育責任，被迫忍受丈夫的嚴苛態度和冷漠對待。

「我的媽媽像個天使一樣，」伊莉莎白說，「她總是支持我們，總是在照顧他人，永遠為了孩子犧牲自己。」小女兒是媽媽的心肝寶貝，伊莉莎白的童年有許多珍貴回憶，而最珍貴的都是和媽媽的親密時刻。那些時刻充滿了將母女繫在一起的強烈親子之愛，這份愛一直延續到了伊莉莎白成年。

伊莉莎白高中畢業之後，由於申請到一筆豐厚的獎學金，決定到邁阿密繼續讀大學。和寒冷的中西部比起來，搬到炎熱的佛羅里達像一場異國冒險，而她也欣然接受這個挑戰，媽媽也為女兒即將展開的旅程感到興奮。她們變成了最好的朋友，雖然距離遙遠，但頻繁透過電話和信件聯絡，感情並未因距離受到影響。

伊莉莎白每逢國定假日或寒、暑假幾乎都會回家，母女兩人都非常期待一年之中的這些日子。有時母女談心時，媽媽會聊到未來的計畫，她打算退休之後搬到佛羅里達南部，好離女兒近一點，畢竟家裡的農場面積太大，對上了年紀的人來說，管理越來越吃力。伊莉莎白的父親一向十分節儉，所以他們已經存了一大筆退休金，財務不成問題。這個計畫十分美好，伊莉莎白期待著能再度和母親相聚，這樣一來，她們每天就不用透過電話聯繫，而是可以實際見面了。

因為這個原因，伊莉莎白大學畢業後選擇繼續留在邁阿密，創立了自己的會計公司，慢慢擴展業務。這一行競爭十分激烈，工作占去她許多時間，和男性的交往也讓她倍感壓力。

接著，厄運打破了計畫。

我們初次見面的八個月前，伊莉莎白的母親因胰臟癌去世。她大受打擊，感覺自己的心被攪得四分五裂，然後被挖出胸口。她完全淹沒在喪親之痛中，找不到平安度過這段痛苦時期的方法。她無法接受自己失去母親，更不能理解這樣的悲劇為什麼會發生在自己身上。

伊莉莎白悲痛地告訴我，她的母親是如何勇敢面對迅速蔓延的癌症，用虛弱的身體努力抵抗，沒有因為肉體疼痛而喪志或失去對生命的愛。雖然如此，但母女都感覺到深沉的悲傷，因為兩人明白，人世的分別終將到來，即使不願面對，死亡正靜悄悄地步步逼近。

伊莉莎白的父親預見妻子的死亡，提前陷入悲痛之中，變得更加冷漠，躲進自己孤獨的保護殼中。她的哥哥則住在加州，和妻子一同養育年幼的孩子，並忙於經營尚在草創階段的事業，無法經常回來探視。伊莉莎白只能試著盡量飛回明尼蘇達陪伴母親。

她發現自己非常孤單，因為她不能和病重的母親吐露自己的恐懼和痛苦，讓病人承受更多的負擔，而其他家人在心靈上又如此遙遠。她只好把所有絕望藏在心中，隨著日子過去，內心變得越來越沉重。

「我會非常想念妳的……我愛妳。」母親這麼告訴她。「對我來說，最難受的事是要離開妳，我不怕死，也不怕死了以後會發生什麼事。我只是不想這麼早就離開妳。」

隨著身體越來越虛弱，母親的鬥志隨之降低，死亡對她來說，成為了擺脫病體和疼痛的解脫。不可避免的結局還是來了。

在生命的最後一天，伊莉莎白的母親躺在醫院病床上，身邊環繞著親友，呼吸變得越來越不規律，由於腎臟失去功能，尿管無法排出液體。她時而清醒，時而失去意識。在某個時刻，伊莉莎白發現母親身邊只剩下自己，這時她的眼睛突然睜開，顯得十分清醒。

「我不會離開妳，」她用異常堅定的聲音說，「我會永遠愛妳！」說完這些話以後，母親陷入昏厥，這成了她和伊莉莎白最後的對話。接著母親的呼吸變得更加不規則，停頓十分漫長，好不容易開始後，呼吸則顯得突兀且費力。

沒多久，她就走了。伊莉莎白感覺到自己的心和生命彷彿出現了龐大、黑暗的空洞，她的胸口傳來真實而深刻的疼痛，覺得自己再也無法恢復完整。她連續哭了好幾個月。

由於想念和母親頻繁的電話交談，她試著多打電話給父親，但父親維持著一貫的冷漠態度，父女沒什麼話可說，通常不到兩分鐘，他就會掛掉電話了——他無法提供任何滋養或安慰。他確實和伊莉莎白共享著同樣的悲痛，但他的痛苦將他和其他人隔得更遠了。她住在加州的兄嫂和兩個小孩也深受打擊，但哥哥有家庭和事業要忙，他的生活還有重心。

伊莉莎白的喪親之痛慢慢演變成症狀嚴重的憂鬱症，她夜不成眠，除了難以入睡，也常常太早驚醒，無法再度入夢。她吃不下飯，體重開始下降，人變得無精打采，對人際互動提不起勁，也越來越難專注。

在母親過世之前，伊莉莎白的生活也有許多壓力來源，主要是工作，像是必須趕上的專案期限或是困難的商業抉擇。兩性交往也很令她困擾，她常常擔心要如何在異性面前表現自己，以及對方將如何回應。

在母親過世之後，她的焦慮程度更是直線上升。畢竟，她失去了最親近的良師摯友，那個天天給她鼓勵、提供最多指引和支持的人不在了。

伊莉莎白感到迷失、孤單、毫無依靠，於是她來找我看診。她期待能透過前世回溯，找到自己和母親曾經共度的前世，又或者是透過通靈經驗與母親聯繫。我曾在書籍和演講中提到有人能透過冥想獲得這類經歷。伊莉莎白看過我的第一本書，看來應該對這些神祕經歷知情。

事實上，只要人們對於肉體死亡後意識仍能延續的可能性抱持開放態度，甚至只要半信半疑，在夢中、或是在不同於平常的意識狀態下，他們就更有可能體驗這類神祕經歷。至於這類經歷是否真實，目前還很難驗證，但身歷其中的人往往感覺真實，並因此湧現許多情感。

有些時候，有的人甚至能透過這類經歷取得只有逝者才知道的特定資訊、事實或細節。正因如此，我們很難將這類靈體的來訪經歷完全歸因於憑空想像。就我個人而言，我相信這類神祕體驗確實是訊息傳遞的途徑或是靈體的造訪，而且它們的發生不是生者一廂情願的想像，或是出於生者需要相信死者仍然存在好獲得安慰，而是靈體確實使用這樣的方式與人世接觸。

這些經歷，尤其是透過夢境傳遞的訊息都很類似，通常都是「我沒事」；「我很好」；「好好照顧自己」；「我愛你」。

伊莉莎白希望能以某種方式和她的母親重聚或聯繫，她破碎的心需要某種安慰來緩和持續不斷的痛苦。

接著，伊莉莎白繼續分享了更多個人故事。

她曾和一個在地承包商有過短暫的婚姻，對方有兩個前妻生的孩子。她並沒有深深愛上這個男人，但他是個好人，而她認為婚姻可以為自己的生活帶來一些穩定感。然而親密關係中的熱情是無法慢慢培養的，這樣的關係可能會有尊重，會有體諒，但無法產生火花。伊莉莎白後來發現丈夫和能產生激情的對象外遇，無奈之下只好結束了婚姻。她因為離開前夫難過，同時也捨不得那兩個小孩，但離婚並沒有為她帶來悲痛，失去母親帶來的衝擊遠遠大過失婚。

作為一個外貌姣好的女性，伊莉莎白離婚後身邊並不乏追求者，但她從來沒遇過能讓自己為之心動的對象。她開始懷疑自己，認為說不定是自己的內在有什麼問題，才會無法與異性建立良好穩定的關係。「我到底有什麼毛病？」她會這樣責怪自己，自我價值感也隨之節節降低。

兒時來自父親的嚴厲批評，在她的心靈留下了傷口，而與男性的失敗關係則成了撒在傷口上的鹽巴。

她曾和某位大學教授交往，但對方出於自身的恐懼，無法對她做出承諾。他們有互相珍惜的心意，也能理解彼此，溝通也十分順暢，但對方的猶豫不決和遲遲無法投入，註定了這段感情的失敗，最後兩人漸行漸遠。

幾個月後，伊莉莎白遇到了一個成功的銀行家，她在對方身邊感到安全並有保障，然而，她仍沒有感受到特殊的火花。對方則是深受伊莉莎白吸引，並在意識到自己無法從她身上得到同樣的熱情回應後，變得易怒並頻頻吃醋。他開始喝越來越多酒，接著會對伊莉莎白動粗，伊莉莎白最終結束了這段關係。

這些經歷讓她默默感到絕望，自己真的能遇到適合的對象，並建立良好的親密關係嗎？她藉由工作逃避，努力擴張公司，躲在數字、算式和文書工作之後，所有人際來往只剩業務接觸。當然也有人邀她約會，但伊莉莎白總會在對方開始認真前，巧妙阻斷所有發展的可能性。

她知道自己年紀不小了，也仍然希望能在某天遇到完美對象並共組家庭，但她對自己實在沒有信心。

在我們的第一場療程即將結束時，我已經收集到許多相關資訊，並依此建立了診斷意見和治療方法，同時也在我們之間種下了醫病互信的種子。我決定這次不要使用百憂解或抗憂鬱劑來控制症狀，而要以完全治癒作為目標。

從下個禮拜的第二次療程開始，我們將逆著時間，展開一段漫長辛勞的回溯之旅。

第三章 前世回溯療法的強大治癒力

那是那麼久以前了！但我還是同一個瑪格麗特！
變老的只是我們的生活。
我們所在之處，幾百年像只有幾秒，一千世之後，我們才開始睜開雙眼。
——美國劇作家 尤金．歐尼爾（Eugene O'Neill）

在和凱瑟琳一起展開療癒之旅前，我從來沒聽過前世回溯療法。不只耶魯醫學院的訓練不包含這種療法，我曾受訓的所有地方都沒有教過這件事。

直到現在，我還能清楚記得那個初次經歷。那時，我引導凱瑟琳回到過去，想要發現被她壓抑或遺忘的童年創傷記憶，希望藉此找到她焦慮和憂鬱症狀的起因。在這個引導之前，凱瑟琳在我輕柔的聲音指引下，已經進入非常放鬆的深度催眠狀態，在這個狀態下，她會保持專注，聆聽我的指示。

我們在前一週就用過這個方法，成功回到凱瑟琳的童年，她也詳細憶起了好幾件重大創傷事件，並重新體驗了那時的情緒。這個方法在治療中之所以有效，是因為讓病人想起遺忘的創傷事件，並好好消化那些深埋的情緒之後，通常就能取得情感淨化並好轉。

然而，在憶起兒時創傷後，凱瑟琳的症狀毫無起色。我推定還有其他尚未發現的兒時創傷，只要我們挖掘出那些記憶，她的病情就能有進展。因此我小心帶著凱瑟琳回到兩歲，但她想不起這一年有什麼重大事件發生，接著我堅定、清楚地說：「回到引發妳症狀的時間。」她接下來的回應，完全出乎我的意料。

「我看到某棟建築物前的白色階梯，一棟很大的白色建築物，有柱子，前面是開放式的，沒有門。我穿著一件長洋裝……像是用一種粗糙材料製作的布袋。我的頭髮編了辮子，是金色的長頭髮。」

她說自己的名字是婀隆妲（Aronda），是活在約四千年前的一名年輕女性，潮水引發的洪災襲擊了她的村莊，她也橫死其中。

「洶湧的波浪把樹木推倒，沒有地方可逃。很冷，水非常冷。我必須救我的孩子，但我沒辦法……只能緊緊抱著她。我淹死了，水嗆得我窒息，我沒辦法呼吸也沒辦法吞嚥……很鹹的水。水把我的孩子從懷抱裡捲走了。」

凱瑟琳在經歷痛苦死去的回憶時，不停喘著氣，呼吸十分費力。突然，她的身體放鬆下來，呼吸也變得沉穩均勻。

「我看到雲……孩子跟我在一起，還有其他村民。我看到我哥哥。」

她在休息，這一世結束了。那時我和她都不相信前世，但我們卻一起透過這種戲劇化的方式，經歷了這場古老的生命體驗。

接著，更令人不敢置信的事發生了。這場療程之後，從小到大纏繞著凱瑟琳對於窒息和嗆咳的恐懼，突然就消失了。我知道深埋如此之久的症狀，只憑想像或幻想不可能治好，只有經過淨化的回憶才能夠達到這個效果。

接下來，凱瑟琳每週在療程中挖掘出越來越多前世回憶，剩餘的症狀也逐漸消失。在沒有使用藥物的情況下，凱瑟琳完全康復。我們一起見證了前世回溯療法的強大治癒力量。

一直以來，我都是個懷疑論者，又接受過嚴謹的科學訓練，一開始我很難說服自己接受前世這個概念。但有兩件事漸漸消解了我的懷疑，前者透過情感快速打動了我，後者則是透過智識的理解，較為緩慢地產生了影響。

情感事件發生在某次療程中，那時凱瑟琳剛經歷完某一世，她那時染上席捲當地的流行疾病，結束了生命，但仍處於深度催眠狀態之中，感覺自己漂浮在剛離開的身體上，朝著美麗的光芒飛去。接著，她開始說話。

「他們告訴我有諸多神祇，因為我們每個人內在都有神。」

之後她詳實、正確地吐露了我非常私人的過往，那是和我去世的父親還有在嬰兒時期就夭折的兒子有關的往事。他們離世已經多年，也並非在邁阿密過世，凱瑟琳作為邁阿密西奈山醫學中心實驗室技術員，不可能得知關於他們的消息，也不會有人把這些資訊透露給她。她所描述的一切卻是如此準確，我大為震驚，感到身體一陣發冷。

「誰，」我勉強張開口，「誰在這裡？誰告訴妳這些事的？」

「大師們，」她低語道，「大師靈體告訴我的。他們告訴我，我已經轉生了八十六次。」

根據凱瑟琳之後的描述，大師們是目前沒有肉身的高度進化靈魂，能夠透過她和我交談，我從祂們身上接收到許多不凡又深入的洞見。

大師們透過凱瑟琳傳達的知識十分深奧，若沒有物理學及形上學的背景會很難理解，但凱瑟琳完全沒有學習過相關知識，她對於維度、平面、振動頻率毫無概念。然而，在她處於深度催眠狀態時，她能描述這些複雜的現象。另外，在轉述大師們的啟示時，凱瑟琳言詞之美妙和哲學思考之深度，都遠遠超過清醒狀態的她，我從來沒有聽過她用這麼精準、詩意的方式說話。

在我聽她轉述來自大師們的思想時，我可以感覺到有個更高的力量，努力地想用她的心智和聲帶，將這些智慧翻譯成文字，好讓我能夠理解。

在接下來的其他療程中，凱瑟琳繼續傳遞更多來自大師們的話語，這些美麗訊息都和生死、靈性維度，和人在世上活著的意義有關。我因此開始覺醒，我的質疑也漸漸瓦解。

我記得自己那時想著，「既然她說中了和我的父親與孩子有關的事，那有沒有可能，她所說的前世和轉世，還有靈魂永生不死這些概念，也是對的呢？」

我如此相信。

大師們那時也說到了前世。

「我們由自己選擇什麼時候進入肉體狀態，以及什麼時候離開。當來到人世要完成的任務都已經做完時，我們會知道。我們知道時候到了，並且接受死亡。因為你知道自己已經無法從這一世得到更多東西。當你有時間，當你有了休息並為靈魂補充能量的時間，你就能夠選擇再次進入肉體狀態。那些遲疑的人，那些不確定要不要回到人世的人，他們可能會失去賦予他們的機會，無法實現只有在肉體狀態下才能完成那些工作的機會。」

在我為凱瑟琳進行前世回溯催眠之後，我已為上千名病人進行同樣的療法。他們之中只有極少數人能連接上大師們，但他們中的絕大多數人，都在進行這個療法後取得了驚人的臨床進展。有病人在憶起不太久遠的前世經歷後，在現存的古舊紀錄中找到了回憶中的名字，驗證自己前世回憶中人物的身分，以及想起的細節，還有些病人找到了自己前世的埋骨之處。

有一些病人則是在催眠回溯的狀態中，突然使用自己今世從未學習、甚至聽都沒聽過的語言進行表達。我也研究過一些特殊的孩子，他們突然就能流利使用自己未曾接觸的語言。

另外，我還不斷閱讀，持續關心科學家獨立施行前世回溯療法的研究結果，並發現他們的描述報告和我非常相似。如同我在第二本書《生命輪迴》中的詳細介紹所言，這種療法可以讓許多類型的患者受益，特別是那些深受情感和身心障礙困擾的患者。

回溯療法對於識別並中止那些不斷重複的有害行為模式極為有效，例如藥物或酒精濫用，或是親密關係的問題。我的許多病人透過前世回溯，瞭解到在這世令自己深深困擾的有害習慣、創傷事件和虐待性的關係，其實前世就曾發生在他們身上。舉例來說，有一名病人回憶自己在某一世有個虐待自己的丈夫，那位丈夫在這世重新出現在她的生命中，成為她暴力的父親；一對水火不容的夫妻發現他們有四次前世曾奪取對方性命。

我們在療程中發現，同樣的故事和模式一再重複，但只要認出這些模式，瞭解它們的根源，就能打破這個循環，讓毫無意義、不停延續的痛苦得以中止。即使治療師或病人並不完全相信前世，前世回溯療法的技巧和流程依然能夠發揮作用。但若他們能試著相信，通常能增強臨床的治療效果，而在治療之後，他們幾乎都會獲得靈性的成長。

我曾在南美洲帶領某個病人回溯前世，他想起自己曾經是科學研發團隊的一員，在轟炸廣島結束二戰的原子彈製造計劃中出過力，之後度過了充滿罪惡感的一生。這一世，他成為某間大醫院的放射科醫生，利用輻射和現代科技拯救生命，而非毀滅生命。他在這一世是個溫柔、善良並真誠關懷他人的人。

這個絕佳的例子告訴我們，不管前世如何不堪，靈魂都能夠進化並昇華。重要的不是審判結果，而是我們學到了什麼。他從自己生於二戰期間的生命得到了教訓，並在這世把學到的技能和知識用來幫助其他靈魂。這麼做之後，前世的罪惡就無足輕重了。最重要的是從過去學習，而不是反覆責備自己或被內疚所困。

和其他地方相比，美國一向是個對輪迴轉世嗤之以鼻的國家，但根據一九九四年十二月十八日由《今日美國》（*USA Today*）、CNN、蓋洛普（Gallup）所進行的民意調查，相信轉世的美國成人正在增加，從一九九〇年的百分之二十一上升到百分之二十七。

不只如此，相信能夠和逝者聯繫的成人比例也從一九九〇年的百分之十八提升到一九九四年十二月的百分之二十八。有百分之九十的人相信天堂，百分之七十九的人相信奇蹟。

我敢說和我們同在的靈體們也在為此鼓掌。

第四章 來自深海的黑暗恐懼

所以輪迴轉世這個概念提供了對現實最能慰藉人心的解釋，印度哲思便是以此克服、超越那些難倒眾多歐洲思想家的難題。

——諾貝爾和平獎得主 亞伯特・史懷哲（Albert Schweitzer）

隔週第二次療程時，伊莉莎白首次體驗了回溯。我使用專門用來排除顯意識阻礙的快速引導方法，很快便讓她進入了深層的催眠狀態。

催眠是一種高度集中的意識狀態，但我們的小我和理智常常會冒出讓人分心的念頭，阻止我們進入這種集中狀態。有了快速引導的協助，不用一分鐘，伊莉莎白就已進入深度催眠。

我在初診時，給了她一些可能會有幫助的錄音帶。這些錄音帶是我自己錄製的，用意是要讓患者平常在家聆聽，除了可以放鬆，也可以練習自行催眠。我發現病人回家練習越勤，他們來看診時就能進入更深層的催眠狀態。這些錄音帶也能夠幫助病人緩解緊張，通常對入睡很有幫助。

很可惜的是，雖然伊莉莎白試著聆聽，但她太焦慮了，仍然無法放鬆。如果進入催眠後，發生什麼緊急狀況怎麼辦？獨居的她擔心沒有人在旁幫忙，也許會出什麼意外。她的理智因此讓各種日常瑣事湧入腦袋，讓她無法專心聆聽錄音帶內容，好藉此「保護」她。在這份緊張和各種念頭的夾擊下，她完全無法專注。

在聽了她描述自己聆聽錄音帶的經驗之後，我決定使用更快速的催眠方法，好克服她的理智和恐懼所創造出來的種種障礙。

在想要引導患者進入催眠狀態時，最常使用的技巧叫做漸進放鬆法，治療師一開始先讓病人呼吸放慢，接著帶領病人輕柔地循序放鬆肌肉，讓病人進入深度放鬆的狀態。接著治療師會請患者描繪或想像一個美麗且令他放鬆的場景，再用像是倒數之類的技巧，讓病人進入更深度的催眠狀態中。這時患者應該已經處於輕度或中度催眠，而治療師可以根據需求決定要不要加深催眠程度。這整個流程大約會花上十五分鐘，只不過，病人的心智有可能在這十五分鐘內開始思考、分析或內在辯論，而沒有隨著指示進行放鬆，因此破壞催眠流程。

像是會計師這種受過長期訓練，習慣使用邏輯、線性和高度理性的思考模式類型，通常特別容易讓腦中的雜音阻礙這個流程。我雖然直覺判斷任何技巧都適用於伊莉莎白，但為防萬一，還是選用了更快速的方法。

我讓伊莉莎白坐在椅子上，身體微微向前傾，保持雙眼與我對視，然後要她將右手掌放在我手上並用力向下壓，而我站在她的面前。

我一邊感受著手上傳來的壓力，一邊對著身體前傾、和我雙眼交會的伊莉莎白說話。

接著我非常突然地收回在她手下的手掌，她的身體因此失去支撐往前倒去，這時我就大聲喊「睡吧！」

這瞬間，伊莉莎白的身體立刻倒回椅子上，進入深度的催眠狀態。這是因為她的顯意識忙著處理身體突然失衡，讓我的指令能夠直接、毫無阻礙地抵達她的潛意識，她也就立即進入有意識的「睡眠」中，也就是催眠狀態。

「妳現在能記得所有的事，記得妳曾有過的所有經驗。」我對她說。

我們完成準備，可以開始回溯旅程了。

我想要瞭解伊莉莎白在回憶往事時主要使用的感官，所以請她回憶最近一次吃到的美味餐點，並要她在回想時務必用上所有的感官知覺。她順利記起了前幾天的晚餐，描述了氣味、口感、影像等等細節。聽到她生動地回憶過往，我放下心來，在心裡記錄她顯然是視覺記憶強過其他感官的類型。

接著我要她回到兒時，試著從明尼蘇達的孩提時代提取一段日常記憶。她馬上露出小女孩般的滿足笑容，「我和媽媽一起待在廚房裡，她看起來好年輕，我也好小。我是個小孩，大概五歲。我們在煮東西，在做派……和餅乾。很好玩。媽媽很開心。我可以看到好多細節，她穿的圍裙，她綁起來的頭髮，還能聞到食物的味道，聞起來好香。」

「現在走到另外一間房間，告訴我妳看到了什麼。」我指示她。

她走進客廳，描述那裡擺放的大型深色木頭家具，磨損得厲害的地板，還有在一張很大、舒適的椅子旁有張深色木桌，上面擺著她媽媽的一張照片。

「我可以看到照片裡的媽媽，」伊莉莎白接著說，「她好美……好年輕。她在相片裡戴著珍珠項鍊。她很愛那條項鍊，只有特殊場合才戴。她穿著漂亮的白洋裝……深色的頭髮……眼神明亮，看起來好健康。」

「很好，」我回應著，「我很高興妳想起了她的樣子，而且這麼清楚地看到了她。」

透過回憶最近的一次餐點或兒時場景，患者能感受到確定感，這能幫助他們增強對自己召回記憶能力的信心。這些記憶不只能讓病人知道催眠的效用，還能說服他們催眠並不可怕，甚至可以很愉快。另外，患者也會理解，催眠中能提取的細節和回憶的生動程度，往往超過清醒的狀態許多。

而且從深度催眠狀態醒來後，他們幾乎都能保有在催眠狀態下回想起的這些記憶。只有在罕見的情況下，接受深度催眠狀態的患者會在醒來以後忘記自己催眠時的體驗。因此，我在進行前世回溯療程時會錄音，並不是為了要播放給病人聽，而是為了確保我能精確記住細節，事後可以參考。病人不需要錄音，他們可以保有這些清楚生動的回憶。

「現在，讓我們再把時間往回推。別擔心這是想像還是幻想，是隱喻還是符號，是真實的記憶，或是前面那些東西的組合，」我說，「就讓自己好好體驗。試著不要讓妳的頭腦批判或批評，甚至也不要對妳所經歷的內容作任何評論。只要好好感受，我們唯一的目的就是要體驗。妳可以之後在評判，或待會再分析，現在只要讓自己好好感受就好。」

「現在我們要回到肚子裡，進入妳還在媽媽子宮的時期，回到妳快要出生的時候。妳腦中出現什麼都是沒問題的，就讓自己好好感受就好。」

接著我從五倒數到一，加深了她的催眠狀態。

伊莉莎白立刻感覺到自己處於媽媽的子宮。那裡又溫暖、又安全，她還能感受到媽媽的愛意，這些感受讓她的淚水從雙眼眼角流了下來——眼淚是歡喜的眼淚，也是懷舊的眼淚。她想起父母，尤其是媽媽，是多麼期待她的出生。

伊莉莎白能感受到父母歡迎自己來到人世的愛，因而感到非常幸福。

當然，她體驗到的子宮記憶不代表這是真實的情況，但她的感受和情緒反應十分強烈，這些對她來說是真實的，她也因此好轉。

我曾遇過病人在催眠憶起子宮時期時，想起自己是雙胞胎，但另一個手足沒能順利來到世界。從來不知道自己有雙胞胎姊妹的她吃了一驚，因為一直沒有聽爸媽提起過。後來她跟父母聊了這段催眠經驗，他們才告訴她，確實有另外一個孩子，她是雙胞胎。

然而，大部分的子宮記憶都很難驗證。

「妳準備好要回到更久以前了嗎？」我問她，希望她沒有被剛體驗到的情緒強度嚇到。

「是的，」她平靜回答，「我準備好了。」

「很好。」我接著說，「現在我們要回到更久以前，看看妳能不能記得出生以前的事，不管是神祕體驗或靈體狀態，還是另一個維度，甚至是另一個前世。妳腦中出現什麼都是沒問題的。不要評斷，不要擔心，只要好好感受，允許自己好好體驗。」

我讓她想像走進電梯並按下按鈕，接著我慢慢地從五數到一。這臺電梯會載著她回到過去，穿過空間，並且在我數出「一」時，電梯門就會打開。我指示她走出電梯，加入門外的人群和場景，但她遭遇到的狀況令人意外。

「這裡好黑，」她的聲音充滿了驚恐，「我……我掉下船了。這裡好冷，好可怕。」

「如果妳覺得不舒服，」我很快介入，「可以選擇飄浮在這個場景上，像在看電影一樣往下看。但如果不會很不舒服，試著留在這個情境裡，看看會發生什麼事，看看妳體驗到的是什麼。」

這個經驗對她來說很可怕，所以她選擇漂浮。在往下的視角中，伊莉莎白看到自己是個青少年男孩，在暴風雨的夜晚從船上掉入海裡，接著溺斃了。突然，她的呼吸明顯變得緩慢，樣子看來更為安祥——她離開了男孩的身體。

「我離開那個身體了。」伊莉莎白用平靜的陳述語氣宣告。

這一切發生得太快了。我還沒有機會探索這個前世，她就脫離了那具身體。我本來希望她能檢視這一世發生了什麼，能分享她的所見所聞，和她從中理解的事物。

「妳為什麼會在船上？」我向她提問，希望透過問題，能讓已經離開那副身體的她檢視這一輩子。

「我和爸爸一起出航，」她回答，「突然遇上暴風雨，船開始進水，變得很不穩，晃得很厲害。風浪很大，所以我被甩下船了。」

「其他人怎麼了？」我問。

「我不知道。」她說，「我被甩出船了，不知道他們怎麼了。」

「這件事發生的時候妳幾歲？」

「我不知道。」她回答，「大概十二或十三歲吧。是年輕的孩子。」

伊莉莎白看來並不特別熱衷於主動提供更多訊息，對那個小男孩和躺在診療室的伊莉莎白來說，她都過早結束了那一世。但我問不出其他資訊，只好解除她的催眠狀態。

我沒有針對她的悲痛和憂鬱症狀開任何藥物，不過下個禮拜再見面時，伊莉莎白看來憂鬱程度已經稍減。

「我覺得輕鬆多了，」她說，「我覺得更自由，在很暗的地方也不像過去那麼緊張了。」

伊莉莎白一直有點怕黑，晚上盡量不出門，而且在家時，通常要把所有的燈都打開。但過去這個禮拜，她發現自己比較不需要這麼做了。另外，她之前沒有提到下水一直讓她感到輕微焦慮、不太自在，但自從上週的療程結束後，她發現自己比較能享受公寓大樓附設的游泳池和按摩池等設施。雖然這些不是她主要的困擾，能減輕那些不適感還是讓她很開心。

我們的恐懼有很多都來自過去，而非未來，最讓我們害怕的通常是兒時或前世曾發生的經歷。而且，因為那些事件經常被淡忘，或是只剩下模糊的回憶，我們會更害怕它會在未來重演。

這個小小的進展雖然令人可喜，但伊莉莎白還是十分悲痛，而且除了兒時回憶，我們還沒在回溯中找到她的母親。這段尋找之旅還得繼續。

伊莉莎白的故事非常吸引人，佩德羅的也是，但他們各自的故事也都沒有那麼與眾不同。我許多病人都經歷了嚴重的喪親之痛或深受害怕、恐懼症所擾，也有些陷入複雜難解的關係之中。他們之中許多人都在其他時間、其他地點找到了失去的摯愛，並且有許多人在回憶起前世並抵達靈性狀態後，找到從傷痛中復原的力量。

找我施行回溯療法的人，有一些赫赫有名，但也有看似平淡無奇的人，卻在回溯中發掘到前世驚人的故事。與伊莉莎白、佩德羅即將展開的命定相遇旅程一樣，這些人的體驗往往也有共同的主題。

我們都是走在同一條路上的人。

一九九二年十一月，我前往紐約市，準備對瓊・瑞佛斯（Joan Rivers）進行催眠回溯，作為她電視談話節目上放映的橋段，錄製地點安排在具有隱私性的旅館套房內。在約好的那一天，瓊的節目邀請了風格不羈的廣播主持人霍華德．史登（Howard Stern），錄影因此超時，害她遲到了。她抵達時，臉上還帶著錄影的精緻妝容和珠寶裝飾，穿著一件美麗的紅毛衣，但顯得有些拘謹。

我在回溯前和她聊了聊，得知她處於喪母和喪夫之痛中。她的母親已經去世多年，但母女間有強烈的羈絆，瓊至今仍非常思念母親，而瓊的丈夫則是在近期過世了。

在催眠開始時，瓊直挺挺地坐在印著棕色花紋、十分柔軟的椅子上，接著攝影機開始拍攝。瓊很快在椅子上放鬆下來，下巴靠在手掌上，看來隨時要失去支撐的樣子。她的呼吸慢了下來，進入了深度的催眠狀態。

「我進到了**非常**深的催眠狀態。」她之後回想時這麼說。

我們開始了逆時光的回溯，首先來到四歲的時候，她想起某次祖母來訪時家裡緊張的氣氛，還清楚看見自己的樣子。

「我穿著格子洋裝，腳上穿著瑪莉珍鞋和白襪子。」

接著，我們回到更遙遠的過去，來到一八三五年，那時她是英國上流階級的女性。

「我有深色的頭髮，比現在更高，瘦瘦的。」她描述道。她有三個小孩。

「裡面有一個絕對是我媽媽，」她補充。瓊認出那一世三個小孩裡的一個六歲女孩，她後來轉生成這一世的母親。

「妳怎麼知道那就是妳媽媽？」我問。

「我就是**知道**是她。」她堅定回答。靈魂相認通常並非語言所能解釋，只是一種直覺的確信，心就是知道了。瓊・瑞佛斯知道那一世的小女孩和她這一世的母親是同一個靈魂，但她認不出英國女性那又高又瘦的先生，他沒有出現在她這一世。

「他戴著一頂河狸皮禮帽，」她補充說，那位先生打扮得正式體面。「我們在一個有花園的大公園裡散步。」她繼續說。

接著，瓊開始哭泣，想離開這個場景，因為某個小孩快死了。

「是她！」她啜泣著，說那個在這輩子成為自己母親的小女孩就要死掉了。

「太糟糕了……我心好痛！」

小女孩後來過世了，我們也離開了這一世，接著回到另一個更久遠的十八世紀前世。

「現在是十八世紀左右……我是個農夫，男性。」她對於自己變成男性似乎有點驚訝，但這一世顯然比剛剛回憶的前世開心。

「我是個很好的農夫，因為我對土地擁有諸多熱愛。」她回答。瓊在這世也熱愛在花園蒔花弄草。身處快速紛亂的娛樂事業，花園能為她帶來寧靜和休憩。

我輕柔喚醒她，結束了回溯。這場催眠對她的悲痛很有幫助，因為她明白對自己很重要的母親在一八三五年的英國曾是自己的女兒。這表示，她們是橫跨數個世紀的靈魂伴侶，即使現在再次分離，瓊知道她們一定會在某個時間和地點再次相聚。

伊莉莎白並不知道瓊的經歷，但她想找尋的療癒和這類似。她能成功地在前世記憶中找到母親嗎？

與此同時，在同一個辦公室和同一張椅子上，另一個故事正在上演，和伊莉莎白只相差數天。

這個故事的主角是佩德羅，他也同樣身陷苦惱。他的人生背負著憂傷、獨自隱忍的祕密和不為人知的渴望。

他不知道的是，他此生最重要的相遇，正無聲又迅速地向他接近。

第五章　佩德羅的故事

而她的悲慟仍然無法減緩。

最後她生下另一個孩子，歡喜強烈地從父親心中湧出，他喊道：「一個兒子！」

但那一天，如此歡欣鼓舞的人獨他而已。

筋疲力竭的蒼白母親躺著；靈魂已然麻木……

突然，她發出無法控制的痛楚喊叫，

她的心思不在新生命，只繞著已逝孩子打轉……

「我的天使躺在冰冷墓中，而我不在他身旁！」

但現在被她擁在懷中的孩子開始說話，

她像是再次聽見那個熟悉的鍾愛聲音：

「是我——但別說出去！」他凝視著她的臉龐。

——法國文學家　維克多．雨果（Victor Hugo）

佩德羅是個非常英俊的墨西哥男性，膚色比一般墨西哥裔白得多，頭髮是沙灘的明亮棕色，眼睛則像海一樣藍，在某些角度下甚至從湛藍中透出一絲寶石綠的光芒。佩德羅天生有種迷人魅力和自在機敏的談話風格，你得多聊幾句，才能感覺到困擾著他的喪親之痛。十個月前，他的哥哥在墨西哥城於一場嚴重車禍中喪生，他大受打擊，至今仍無法完全恢復。

許多因親人驟逝而陷入極度悲傷的人常常會來找我，希望能夠多瞭解死亡，甚至是和逝去的摯愛親友再見一面。他們通常希望能找到和對方共度的某一個前世，但有時會發現彼此曾在中介的靈體狀態下相遇。又或者，他們會透過催眠，以神祕體驗的方式重聚，相會之處超越了肉體或地理的限制。

無論這樣的靈性重聚是否真實，對於生動經歷這個體驗的患者來說，都能產生強大的療癒力量，人生也因此改變。

前世回溯中想起的各種細節，並非出於患者需要或是讓自己感覺好過，才想像出那些畫面——這不是異想天開。他們想起來的回憶就是曾經發生過的事，無論是細節的具體程度與準確性、顯露出來的情感強度，還有隨之而來的臨床症狀緩解，以及轉變人生的力量，在在告訴我們，這些回憶是真的。

回到佩德羅的故事。喪親之痛確實難熬，但他來找我時，距離哥哥過世已經過了十個月，一般來說，這段時間足以緩解悲慟。但佩德羅花了這麼長的時間還無法走出來，代表這個悲痛之下還有更隱密、更深層的絕望感。

他展現出的悲傷，事實上超越了對哥哥死亡的悲傷。在接下來的療程中，我們會發現，佩德羅在許多世都被迫與所愛之人分開，因此他對失去所愛極度敏感。他哥哥的驟逝像是把鑰匙，釋放了埋藏在潛意識最深處，那跨越千年更具悲劇性、更重大的失落。

在精神醫學的理論中，所有過去與失去有關的感受和回憶，即使早已被我們壓抑或淡忘，但是在新的失去發生時，往往又會浮現出來。先前的失去所累積起來的喪失感，會放大我們對新的哀痛的感受。

在開始對前世進行研究後，我發現檢視所謂先前的失去時，需要進一步擴大範圍，不能只限於幼兒時期，而是包括更早的前世經歷。因為我們最刻骨銘心的失去和最深層的傷痛，有些可能發生在出世之前。但目前這個階段，我必須多瞭解一下佩德羅的生命，作為接下來療程進行的指引。

「介紹一下你自己，」我邀請他，「你可以聊聊你的童年、家庭，和任何你覺得重要的事。把你覺得我該知道的事情都告訴我。」

佩德羅深深嘆了口氣，往後躺進舒服寬敞的診療椅。他鬆開領帶，接著把襯衫的第一顆鈕子解開。這些身體語言告訴我，聊這些對他來說不是輕鬆的事。

佩德羅是含著金湯匙出生的孩子，家裡財務優渥，還有重要的政治地位。他的父親經營一樁很大的事業，名下有多間工廠。他們住在沿著山丘興建的豪宅，往下可以鳥瞰市景，那一區出入需要經過守衛，門禁保障著社區的安全。

佩德羅從小就在市區最好的私立學校接受教育，很早開始學習英文的他，在邁阿密住了數年以後，英文更是好得不得了。他是家裡最小的孩子，上面有一個姊姊和一個哥哥。長他四歲的姊姊年紀最大，但佩德羅總覺得保護姊姊是自己的義務，而他的哥哥大他兩歲，兄弟倆非常親近。

佩德羅的父親忙於事業，回家時總是很晚了，照顧孩子是媽媽、保母、女傭和家裡其他傭人的責任。

佩德羅大學讀商。他交過幾個女朋友，但從來沒有認真過。

「不知道為什麼，我媽媽從來不喜歡和我約會的那些女孩，」佩德羅補充，「她總是能找到某些毛病，然後會不停在我面前提起那些缺點。」

說到這裡，佩德羅突然不自在起來，眼神開始四處漂移。

「怎麼了？」我問道。

他沒有馬上回答，而是吞了幾次口水，才開始說話。

「我大四的時候，曾經和一個年紀較長的女性來往，」他緩緩說道，「她不只年紀比較大……而且結婚了。」佩德羅暫停了一下。

「好的。」我停頓了一下，但為了避免沉默讓他難堪，決定開口回應。我可以感覺到他很不自在，而我在經歷這些年的看診經驗後，還是不喜歡讓病人忍受尷尬。「她先生知道嗎？」

「沒有，」他回答，「他不知道。」

「事情有可能會往更糟糕的方向發展。」我指出了這個顯而易見的事實，試著給他安慰。

「不只這樣。」他陰鬱地繼續說。

我點點頭，等他接著說下去。

「她後來懷孕……然後墮胎了。我的父母不知道這件事。」他雙眼低垂。即使這段情事和墮胎都已是多年前的事了，他仍為自己的作為感到羞恥和罪惡。

「我明白了，」我開口說，「我可以告訴你一些關於墮胎的事嗎？」我問。

他點頭表示答應。他對我在催眠和前世主題的研究略有所知。

「不管是墮胎或小產，通常都牽涉到母親和將要藉由孩子的身體來到世界的靈魂，這兩者之間定下的協定。所以，有可能是寶寶身體不夠健康，沒辦法執行靈魂來到世上預定要完成的任務，」我接著說，「又或者，這個並不符合祂來的目的。這可能是外在的情境改變了，譬如父親退出，但寶寶或母親的計畫需要一個父親的角色。這樣說你明白嗎？」

「我明白。」他點點頭，但看來沒有被說服。我知道他從小到大就在天主教的洗禮中成長，這是他的愧疚和羞恥難以消除的主要原因。有些時候，我們陳舊、僵固的信念，會阻礙我們取得新的知識。

我決定回到最基礎的概念。

「我告訴你的這些完全是基於我自己的研究，」我解釋道，「而不是我從其他學者那裡讀到或聽到的事。這些資訊的來源是我自己的病人，通常是他們處於深度催眠狀態時透露的。有些時候這些訊息像是他們自己說出來，有時候聽起來是來自更高等的靈性存在。」

佩德羅再次點點頭，但還是沒有說話。

「我的病人告訴我，靈魂不會馬上進入身體。大約在受精的時候，身體會被某個靈魂預約，其他的靈魂無法使用被預約的身體。而預約到嬰兒身體的靈魂則可以隨時依照自己的意願進出，並不受身體束縛。這有點像陷入昏迷的人。」我補充。

佩德羅點頭表示理解，他還是沒有開口，但表現出專注聆聽的樣子。

「在懷孕期間，靈魂會變得越來越依附於嬰兒的身體，」我接著說，「但這個依附要直到約出生前後的時間才會完成，有可能是快要出生、正在出生或是剛出生以後。」

我一邊說一邊試著用手勢輔助說明，先是把雙手的掌根靠在一起，形成一個九十度的角度，接著慢慢把手靠近，讓手掌的其他部分和手指貼在一起，變成祈禱的通用合掌姿勢，表示靈魂和肉體漸進的依附關係。

「你永遠無法傷害或殺掉靈魂，」我補充，「靈魂是不死且無法被毀壞的。祂會找到方法回來，如果有此安排的話。」

「你這樣說是什麼意思？」佩德羅問。

「我曾遇過這樣的案例，在小產或墮胎之後，同一個靈魂選擇投生成為同一對父母的小孩。」

「太不可思議了！」佩德羅回覆。他的表情顯得沒那麼沉重，不再那麼內疚或羞恥了。

「我們不知道的事情很多。」我再補充。

在沉思一會兒之後，佩德羅又嘆了口氣，他交疊雙腿，調整了一下自己的褲子。看來我們又回到追憶往事模式了。

「之後發生了什麼事？」我問。

「畢業以後我就回家了，一開始在家裡的工廠工作，學習並增進對家族事業的瞭解。接著我來到邁阿密，負責管理公司在這裡和國外的業務。那之後，我就一直在邁阿密生活。」他解釋。

「公司的生意怎麼樣？」

「很好，但占掉我太多時間了。」

「那是個大問題嗎？」

「這對我的感情生活沒有幫助，」佩德羅苦笑著回答，我聽得出這不完全是玩笑。他今年二十九歲，覺得自己似乎錯過找到愛人、結婚然後共組家庭的時機了。他很急，但覺得一點希望也沒有。

「你目前有穩定交往的對象嗎？」

「有，」他回答，「但沒有特殊的人。我似乎沒有真的墜入愛河過……我希望我有這個能力。」他補充，聲音中帶著憂慮。「我很快就要回到墨西哥，並且在那裡定居，」佩德羅有些凝重，「因為必須承擔哥哥留下的工作。也許我會在那裡遇到對象。」他雖然這麼說，聽起來卻不太有信心。

我忍不住想，也許佩德羅母親對他女友們的批評、他談過的那場婚外情還有墮胎，都是某種心理障礙，阻礙他經營一段溫馨有愛的親密關係。我決定之後仔細檢視這些問題。

「你住在墨西哥的家人過得還好嗎？」我接著問，試著緩和氣氛並收集更多資訊。

「他們很好，我父親已經超過七十歲了，所以我哥哥和我——」佩德羅突然停了下來，他嚥了次口水，又深呼吸了一下，才接著說下去，「所以我得多幫家裡生意的忙。」他輕聲把話說完。

「我媽媽也好，」他停頓了一下，才又接著補充，「但他們很難接受哥哥去世的事情，兩個人都受到很大的打擊，看起來老了好多。」

「那你姊姊呢？」

「她也很傷心，但她還有先生和孩子們。」佩德羅解釋。

我點頭表示理解。她有更多其他事可以忙，這能幫她處理悲痛的情緒。

除了悲傷，佩德羅的身體狀況非常好，唯一困擾他的只有頸部和左肩偶爾會痛，但這個毛病已經很久了，醫生也查不出原因。

「我已經學會跟疼痛共處了。」佩德羅告訴我。

突然我意識到應該注意時間，低頭看錶，才發現我們已經超時二十分鐘了。這很不尋常，通常我的內在生理時鐘是十分可靠的。

我內心默默告訴自己，這一定是因為我太過投入佩德羅充滿情節的故事，但我不知道的是，更多曲折的情節現在才要開始。

越南佛教禪師、哲學家釋一行禪師曾說，要享受一杯好茶，人必須完全活在當下，才能充分品味那杯茶。只有對當下有充分的覺知，手才能感覺到杯子舒服的溫度，只有活在當下，你才能沉浸於茶的香氣、品嚐到茶的甘甜，欣賞茶細緻的風味。如果你正在為了過去的錯誤而懊悔，或為了未來的未知而煩惱，人就會完全錯過享受一杯茶的體驗。你會發現當你低頭看向茶杯時，茶不知道什麼時候已經喝完了。

人生也是這樣。如果你沒有全然處於當下，而是東張西望，很快人生就會結束了。你會錯過人生的感受、香氣、細緻風味和一切美妙，你會覺得人生就像急駛的汽車外那掠過的模糊風景。

過去已經結束了，從中學習並且放手。未來尚未到來，你可以計畫，但不要浪費時間為它擔心。擔心沒有價值。當你停止為已經發生的事情懊悔，當你停止為可能發生的事情煩惱，你就能完全存在於當下。而在那時，你就能開始體驗生命中的喜悅。

第六章　蒙古草原上的悲傷記憶

我認為當一個人死去，
他的靈魂會再次回到塵世；
他將穿上新的肉體作為行裝，
另一個母親將他誕下。
有了更為健壯的四肢和清楚的大腦，
老靈魂將繼續上路。

——英國詩人　約翰．麥斯菲爾（John Masefield）

隔了一週，佩德羅回到我的診間進行第二次療程。他仍深受喪親之痛折磨，因此無法享受生活的美好，也沒辦法好好休息。在療程開始時，他告訴我在過去這週，他做了兩次重複的夢。

「我本來是夢見別的東西，突然有一個看起來比較年長的女性出現。」佩德羅解釋。

「你認識那位女性嗎？」我問。

「不認識。」他毫不遲疑地回答，「她看起來像是六、七十歲，穿著一件美麗的白洋裝，但樣子並不平靜，表情充滿痛苦。她向我伸出手，不停說著同一句話。」

「她說什麼？」

「『握住她的手……握住她的手。你會知道的。接近她。握住她的手。』她說了這些。」

「握住誰的手？」

「我不知道。她只說『握住她的手。』」

「夢裡還發生了別的事嗎？」

「沒什麼了。但我注意到她一隻手裡握著一根白色的羽毛。」

「那是什麼意思？」我問。

「你才是醫生，不是嗎？」佩德羅提醒我。

沒錯，我在心裡想，我確實是醫生。所以我知道符號可以代表任何意思，不只取決於作夢者個人的獨特經歷，也會受像是卡爾．榮格所描述的普遍原型或是西格蒙德．佛洛伊德（Sigmund Freud）說的大眾符號，然而這個夢感覺不像佛洛伊德學說能解釋的夢境。

我心裡這麼想著，還是回應了佩德羅的問題，以及他希望從我這裡得到解釋的期待。

「我不確定這是什麼意思，」我老實回答，「這可以代表很多**不同**的事，白色的羽毛可以象徵和平、靈性狀態或其他很多事物。我們必須進一步探索這個夢境才能知道更多。」我補充道，將夢境的詮釋工作留待未來。

「我昨晚第二次夢到這個夢。」佩德羅說。

「同一個女人？」

「同一個女人，同樣的話，同樣的羽毛，」佩德羅澄清，「『握住她的手。握住她的手。接近她。握住她的手。』」

「說不定我們能從催眠回溯裡找到答案，」我建議，「你準備好了嗎？」

他點點頭，我們就開始了。

我之前檢查過佩德羅的眼睛，所以知道他是能進入深度催眠狀態的類型。

如果一個人能把眼球往上轉，像是要看到自己的頭頂，同時還能試著慢慢把眼瞼往下閉合，並保持雙眼上看，那這個人能被深度催眠的機率就很高。

我會測量當接受催眠者的眼睛上轉到最大程度時，還能看到多少鞏膜，也就是眼白的部分，同時也會觀察當眼瞼緩慢閉上時，眼睛會露出多少眼白。眼白的面積越大，這個人能進入催眠的程度就越深。

我為佩德羅進行測試時，他的眼珠幾乎完全消失了，只能看見眼珠最下方的很小一部分，而且在他試著閉上眼睛時，瞳孔也完全不會跟著下移，這表示他有能力進入很深的催眠狀態。

所以當我發現佩德羅很難放鬆時，覺得有點吃驚。眼球上翻測試已經證明佩德羅具備深度放鬆和進入極深催眠狀態的潛力，那麼他的難以放鬆只能是心理因素了。有的時候，有些患者因為過於習慣掌控局面，會很不願意完全放棄控制。

「放輕鬆，」我引導他，「別擔心你的腦子會出現什麼東西。不管你今天能不能有所體驗都沒關係，這就是練習而已。」我補充。我知道他非常希望能透過催眠找到哥哥，也許因此產生了額外壓力。

佩德羅在我的話語引導下，慢慢越來越放鬆，他開始進入更深的催眠狀態，呼吸變得緩慢，肌肉也放鬆柔軟。他看起來像是深深沉入了白色的皮製躺椅裡。隨著他開始想像畫面，眼睛在合上的眼瞼下慢慢轉動著。

我慢慢帶著他回到過去。

「首先，先回到你最近吃得最愉快的一餐，記得運用你所有的感官盡量完整回憶這個體驗。看看有誰和你在一起，回想吃飯時的所有感受。」我給予指示。

他照著指示做了，但他不只回想最近的一餐，而是一次回憶了好幾餐。我因此知道他仍在試著保留自己的主控權。

「再放鬆一點，」我要求道，「催眠只是一種極度專注的狀態而已。你並沒有因此失去控制，你還是能夠掌握局面，所有的催眠都可以說是自己對自己進行的催眠。」

他的呼吸變得更深沉、穩定了。

「你從來沒有失去主控權，」我繼續說，「如果你在回憶或體驗時感到了焦慮，你可以選擇漂浮在場景之上，保持距離觀察，像是在看電影一樣。你也可以完全離開那個場景，去任何你想去的地方，想像沙灘、你自己的家或任何對你來說安全的地方。如果你覺得很不舒服，你甚至可以張開雙眼，然後你就會清醒，回到辦公室裡，只要你想，就能這麼做。」

「這不是星際爭霸戰（Star Trek），」我繼續補充，「你不是被傳送到別的地方，你感覺到的只是回憶而已，像是所有其他的回憶一樣，也和你剛剛想起的愉快用餐經驗一樣。你還是能夠掌握局面。」

他聽完總算完全放鬆下來了。

我讓他回到兒時，佩德羅隨即露出大大的笑容。

「我可以看到農場上的狗和馬，」他告訴我。他們家族在市區外數個小時車程的地方擁有一座農場，一家人在那裡度過了許多愉快的週末和假期。

回憶裡，家人們聚在一起，哥哥還活著，活力四射，笑得很開心。我停頓了一會兒，讓佩德羅能在這個開心回憶裡待久一點。

「你準備好要再回到更久以前了嗎？」我問。

「是的。」

「很好，讓我們試試看你能不能回想起任何前世的事。」我開始從五倒數到一，並且要佩德羅同時想像自己正在通過一道巨大的門進入另一個時間和空間，抵達某個前世。

我數到一的時候，看到他的眼瞼開始快速搧動，他立即進入警覺狀態，然後啜泣起來。

「太慘了……太可怕了！」他倒抽一口氣，「他們全部都被殺了……他們都死了。」

屍體的碎塊散落得到處都是，大火摧毀了村莊，散落在村裡的奇異圓形帳篷也都被焚毀。只有一座帳篷殘存，突兀地立在冷血屠殺和一切毀滅的邊緣，頂上帶著色彩的旗幟和大型的白色羽毛裝飾，在寒冷的陽光照射下被風拍動著。

馬群和牛隻都不見了，顯然沒有人在這場屠殺中生還。來自東方的「懦夫」們是這場殺戮的凶手。

「沒有任何城牆、任何軍隊首領能阻止我殺了他們，」佩德羅立下血債血償的誓言，復仇必須完成。他感到麻木、絕望，像是世界崩塌了。

這些年來，我發現人們幾乎在第一次回溯時，都會不由自主地回到那場前世中最悲劇性的事件，這是因為創傷會產生強烈情緒，在人的心靈中留下非常深的印記，靈魂則會帶著這些難以磨滅的印記繼續轉世輪迴。

我想知道更多，這個悲慘遭遇之前發生了什麼事？在這場大難之後呢？

「回到這一世更早的時間，」我要求他，「回到更開心的時候，你還記得什麼？」

「這裡有很多蒙古包……帳篷。我們是很強大的族群，」他回答。「我在這裡很開心。」佩德羅描述了作為遊牧民族的生活，他們打獵並飼養牛隻。他的父母是部落首領，他自己也是強壯並熟習馬術和打獵技巧的部落成員。

「我們的馬很快，牠們身形不大，但馬尾很長。」他說。

他娶了部落最美麗的女孩。他們打小就一起玩，從他記事開始，他就愛著這個女孩。他本可以娶鄰近部落首領的女兒，但為了愛，他選擇了這個女孩。

「那個地方叫什麼名字？」我問。

他遲疑了一下，「我想，你們叫那個地方蒙古。」

我知道在佩德羅前世的所在時空，蒙古應該有個非常不一樣的名字，畢竟語言完全不同。那麼，身處那個時空的佩德羅怎麼會知道「蒙古」這個地名呢？這是因為佩德羅是在描述一段回憶，他那時的知識先通過了現在佩德羅的大腦，才化成話語轉述出來。

這個過程就像看一場電影一樣，接受催眠者的大腦仍在高度運作，除了觀看和評論，還會把電影裡的角色和主題拿來和這輩子的經歷比較。患者是電影的觀眾、評論家和主演，一個人同時擔任所有角色，也因此他們能夠使用這輩子的歷史和地理知識，幫助他們定出前世的時間和地點。但在觀看這場電影時，患者從頭到尾都保持在深度催眠的狀態中。

就像佩德羅，他能一邊生動地回憶起好幾世紀前在蒙古的生活，但同時還能用英文交談並回答我的問題。

「你知道你叫什麼名字嗎？」

他再次猶豫了一下，「不知道，我想不起來。」

接著我們沒能挖掘出太多資訊，除了他有一個小孩，這個孩子的出生讓佩德羅和太太、佩德羅的父母和所有親人都洋溢在幸福之中。他太太的父母在兩人成婚前幾年就過世了，所以對佩德羅的父母來說，媳婦就像女兒一樣。

回憶到這裡，佩德羅感到精疲力盡，他不想再次回到被摧毀的村莊，再次經歷人生完全粉碎的慘痛感受，所以我喚醒了他。

當某個前世回憶造成很大的創傷，並且飽含強烈情緒時，重新經歷第二次、甚至第三次，通常會有很大的幫助。因為隨著每次重複，負面情緒將會減輕，患者能更完整地回憶，也能從中學習到更多，而隨著情緒減緩，它所造成的過度干擾和分神也會降低。我知道佩德羅還需要從這個古老前世學習更多。

他告訴我自己在邁阿密還會停留兩、三個月，等處理完個人事務和公司業務才會離開。我們還有很多時間可以更詳細探索蒙古的這個前世，甚至可以探索其他前世。雖然我們還沒找到他哥哥，而是找到了其他的慘痛失去：摯愛的妻子、孩子、雙親和族群。

我這是在幫他嗎？還是在增加他的負擔？只有繼續下去我們才能知道。

我曾在某次工作坊遇到一個學員，她跟我說了一個神奇的故事。

在她還是個小女孩的時候，她發現如果自己把手伸出床邊往下垂，另一隻手就會很溫馨地握住她的手，無論她有多焦慮，一旦感受到那個碰觸，她就會安下心來。有的時候，她並非有意把手伸出床沿，這時她會被握住自己的手嚇一跳，下意識把手抽回，而握住的感覺就會隨即消失。

她總是知道什麼時候可以伸出手得到安慰。但當然，床底下沒有任何實體的存在。

隨著她年紀漸長，那隻手一直沒有消失。她把這件事當成祕密，即使結婚後也不曾和丈夫分享，擔心對方會覺得自己太孩子氣。

後來她懷了第一個孩子，那隻手便消失了。她非常想念那隻溫暖熟悉、與其他人的手握起來都不一樣的手。

孩子出生了，是個美麗的小女孩。有一次她和新生的嬰兒一起躺在床上時，孩子突然握住她的手，一股熟悉的感覺突然湧上，溢滿了她的身體和心靈。她立即認出從交握的手上所傳來的溫暖愛意。

她的守護者回來了！她流下喜悅的淚水，感受那遠遠超過物理現實、飽含強烈愛意的深層連結。

第七章　愛的強大力量

請告訴我，妳是否是那曾捨棄塵世的正義女神，再次下凡眷顧我們？
或妳是那甜蜜微笑的少年？……
或任何一位天人，離開雲朵的寶座前來送福？
或妳是生著金翼的天使，
穿戴上人類的血肉，離開妳不動的神座來至人世，
在短暫的停留後迅速返回
像是要對我們展示天國的生命；
讓人類的心生起緊迫，
厭棄這混濁的俗世，奮力往天國而去？

——英國詩人　約翰．米爾頓（John Milton）

伊莉莎白第三次踏進我的辦公室時，看來憂鬱稍減，眼神顯得更明亮了。

「我覺得輕鬆多了，」她這麼告訴我。「我也覺得更自由……」她只是回憶起了自己作為小男孩被打落船舷溺斃的前世，但這已為她掃除了一些恐懼，不只包含對水和黑暗的恐懼，也包括更深、更底層對死亡和灰飛煙滅的恐懼。

那個小男孩死了，但她現在作為伊莉莎白還活著。在潛意識裡，這可能也能稍微緩解她的悲痛。因為她開始能夠理解，她曾在另一個身體裡活過，未來也會用另一副身體開啟另一段生命，所以死亡並不是最後的終點。

更重要的是，如果她能夠換個身體再來人世，她摯愛的人當然也能如此。

事實上，我們所有人都會再來，重新回到塵世，體驗生命的喜悅與艱難、勝利與悲傷。

伊莉莎白很快進入了深度催眠狀態。不到幾分鐘的時間，她的眼球已在閉起的眼瞼下左右轉動，掃視著某片古老的景色。

「這裡的沙很美，」她開口，回憶起曾是美洲原住民，那在美國南方居住的生活，她描述的地方像是佛羅里達西岸。「這些沙非常潔白……某些甚至帶著粉色……沙子很細，幾乎像糖粉一樣。」她停頓了一下，「太陽沉入廣大的海，東邊有很大的沼澤地，住著許多鳥和動物。沼澤和海之間有很多小小的島，水裡到處都是肥美的魚，我們會從河裡和小島之間的水域抓魚來吃。」又停頓了一下，然後繼續開口。

「我們很平靜，我的人生很幸福，有個很大的家庭；我似乎和村子裡的很多人都有親戚關係。我很懂植物，懂得它們的根，還有各種草藥……我可以用植物作藥……我知道怎麼治癒他人。」

在美洲原住民的文化中，使用具有療癒效果的草藥或施行其他整體健康療法並不會受到懲罰，懂得其中之道的女性不但不會被稱為女巫，慘遭溺斃或綁在木樁上燒死的命運，這些治癒者往往備受尊敬與敬重。

我要她繼續往下回溯這一世，但沒有發生任何創傷事件。她這一輩子非常寧靜且充實，最後成為一個長者，在全村的陪伴下過世。

「我的死亡沒有帶來太多悲傷，」她漂浮在自己因年歲而衰老、萎縮的身體上方，看著底下的情景說出自己的觀察，「雖然整個村莊的人好像都來了。」

親友並不悲痛，她也沒有因此失望，因為他們對她的身體和靈魂展露了許多尊重和關心，只是沒有了悲傷。

「我們並不為死亡哀悼，因為我們知道靈魂是永恆的。如果工作尚未完成，祂就會再以人身回來，」她解釋。「有時候如果我們仔細觀察一副新的身體，我們能認出這個靈魂先前使用的身體是什麼身分。」她停頓了好一會，仔細思索這個概念，「我們會尋找傷疤或其他類似記號曾經在的地方，看有沒有胎記。」她進一步說明。

「但我們同樣不太會為了新生命而慶祝……雖然與認識的靈魂重新見面，可能會讓我們高興。」她停頓了一下，像在思考如何用言語解釋這件事。

「地球很美，且持續顯露一切事物之間的和諧和彼此相連……這是很重要的學習……但人世的生活困難多了。作為更高等的靈魂，不會受到疾病、痛苦和分離的侵擾……沒有野心、競爭、仇恨、恐懼或敵人……只會感受到平靜和和諧。所以那些尚未達到那個境界而必須返回的靈魂，對於來到濁世不可能感到喜悅。在靈體感到憂傷時，為祂慶祝是不對的，這是一件自私又不體貼的事。」她下了結論。

「但這不表示我們不歡迎回來的靈魂，」她很快補充，「在這個特別脆弱的時刻，展現我們的愛和情感是非常重要的。」

解釋完這個死無可憂、生無可慶的概念後，她陷入沉默，開始休息。

又一次，不同文化中提到了輪迴轉世，並認為前世親人、朋友和愛人會以肉體形式重聚。在漫長的歷史中，各種不同文化似乎都會獨立發展出這些概念。

對伊莉莎白來說，也許她仍能依稀記得這個遙遠前世，在內心深處受到古老家園的召喚，再次回到了佛羅里達。也許海洋和沙灘的鹹味，棕櫚樹和紅樹林溼地的香氣，都在掀起她靈魂深處的渴望，讓她下意識選擇回到這個地方，追尋她這輩子還未能嚐到，但在久遠前曾體驗過的愉快充實滋味。

這跨越時間傳來的靈魂騷動，讓她申請了邁阿密大學，最後獲得了獎學金並順利搬來。這一切不是巧合，命運要求她來到這裡。

「妳累了嗎？」我把自己的思緒拉回，重新專注到仍在躺椅上平靜休息的伊莉莎白身上。

「不會。」她輕輕回答。

「妳想繼續體驗另一個前世嗎？」

「是的。」接著她安靜了。

我們再次往回穿越時間，這次依然出現在一片古老的土地上。

「這是一片荒涼的土地，」伊莉莎白環視了一圈，告訴我她的觀察，「有很高的山……充滿灰塵的土路……小商販們會走過這些路……這是他們東西向的必要道路……」

「妳知道這是什麼國家嗎？」我問道，試著取得更多細節。

一般來說，我不喜歡用太多問題打斷病患，因為在回答問題時，通常需要啟動主要以邏輯運作的左腦。全心體驗仰賴的是主要以直覺處理外界資訊的右腦，所以提問可能會造成阻礙。但伊莉莎白現在處於很深的催眠狀態中，她可以回答問題，同時繼續身歷其境地體驗前世，因此我們可以分心收集這些重要的細節。

「印度……我猜，」她遲疑地回答，「或許是在印度再往西一點……我覺得國界不是那麼清楚。我們住在山裡，有商販必須經過的隘口。」她回到自己的所在地，繼續補充。

「妳能看到自己嗎？」我問。

「是的……我是個女孩……大概十五歲。我的膚色很深，有著黑色的頭髮。我的衣服很髒。在馬廄裡工作……照顧馬和騾子……我們很窮。天氣非常冷；我工作的時候手凍得不行。」她的臉因為疼痛皺了起來，兩隻手也握成拳頭。

這個年輕的女孩生來聰慧，但沒有機會接受教育。她的生存環境非常嚴峻，商販常常侵犯她，有時會留下一點錢，家人也無力保護她。她的生活似乎只剩下令人麻木的寒冷和持續不斷的飢餓。但這悲慘的生命中，有一縷小小的陽光。

「有個常常跟著父親和其他長輩同行的年輕商販，他愛我，我也愛他。他風趣又溫柔，我們常常一起說笑。我多希望他能留在這裡，這樣我們就能一直在一起了。」

這個願望最後沒有成真。她在十六歲時過世了。她的身體飽受艱難生活和嚴寒環境的折磨，早早染上了肺炎，所幸嚥氣時家人陪在她身邊。

在我們檢視這場短暫的前世時，伊莉莎白並不悲傷。她學到了重要的一課。

「愛是世界上最強的力量，」她輕柔地說，「即使是凍硬的土壤和最不適合生長的情況，愛都能綻放。愛遍及四處，任何時刻都會存在，愛是不受季節限制的花朵。」

她的臉上掛著美麗的微笑。

我曾有過一位病患，他是天主教徒，職業則是律師。他曾回溯過一個前世，那時是中古世紀晚期，他生活在歐洲。他想起那個充滿貪婪、暴力和欺騙的一生，以及最後自己如何死去。他意識到那一世曾擁有的那些特質，有一些跟著他來到了今生。

經歷死亡後，躺在診療室柔軟皮製躺椅上的他，感覺自己飄浮出身體，接著突然發現似乎來到地獄，身旁圍繞著烈焰和惡魔。他的描述讓我嚇了一跳。

我聽過患者描述過上千場死亡，但從來沒有人經歷地獄，幾乎所有人的描述都是在浮出身體後，靈魂會受到非言語所能描述的美麗光芒吸引，沐浴在能更新和補充能量的光中。看見地獄是怎麼一回事？

我等著他告訴我接下來的發展，但他說地獄裡沒有任何生物注意到他，他只能等待。好幾分鐘過去了，最後終於有一個對他來說像是耶穌的靈體身影出現，朝著他走去。這是第一個發現他存在的生物。

「你還不明白嗎？這只是幻覺。」耶穌這麼告訴他，「唯有愛真實存在！」

接著火焰和惡魔一起瞬間消失，顯露出隱藏在幻覺底下的美麗光芒。

有時候你會得到你期待的，但那可能不是真的。

第八章　把握當下的意義

這是世界的祕密，所有活著的事物並不會死亡，只是從我們的視線中暫時隱去，接著再度回返。一切不死；人們假裝死去，忍受虛假的喪禮和傷逝的訃文，同時平安無事地站在窗邊遠眺，隱藏在無人能認出的陌生喬裝之下。

——美國思想家　拉爾夫．沃爾多．愛默生（Ralph Waldo Emerson）

佩德羅和我都需要進一步挖掘，瞭解哥哥驟逝所喚起的這股深層絕望，到底根源何在。我們還需要瞭解他的親密關係為何總是流於表面，無法繼續深入。阻礙他找到真愛的，究竟是他母親對歷來女友們的批評，還是年少偷情對象墮胎的罪惡感？又或者，這只是因為他還沒有遇上對的人？

前世回溯有時就像是在挖石油，進行工作時，我們從來無法知道油藏的確切地點，但只要不放棄，挖得越深，就越有機會找到，而我們打算好好深挖下去。

佩德羅才剛開始進行前世回溯。在初始階段，患者在回憶前世時，通常會立刻回到那輩子最具創傷性的時刻，今天也不例外。

「我是個軍人……英國人，我猜。」佩德羅描述道，「那裡很多人都是坐船過去的，目的是奪下敵人的要塞。那個碉堡很大，牆又高又深，他們在港邊堆滿了大石頭。我們得找到一條路進去。」他說完入侵行動被迫延遲的情況之後，便安靜下來。

「現在把時間往前，」我建議，「看看接下來怎麼了。」我輕輕敲了他的額頭三次，好讓他集中注意力，幫助他越過中間的時間空白。

「我們穿過那些石頭了，現在得找到突破要塞的方法才行。」他接著說，然後開始發出悶哼，額頭也滲出汗水。「很窄的隧道……我們在這些隧道裡奔跑，但不知道隧道會通道哪裡……隧道又窄又低，一次只能一個人通過，所以我們得排成一列，跑的時候還得彎著腰。」

佩德羅開始流更多的汗，呼吸變得很快，顯得非常不舒服的樣子。

「我看到前面有一扇小小的門……我們正按照順序通過那道門。」

「啊！」他突然縮了一下，「門外是西班牙人。他們正在殺掉從門裡面出來的人，一個接一個地殺……我被他們砍了一刀！」他抽了一口氣，捧著自己的脖子。他的呼吸變得更快，掙扎著要吸進空氣，臉和襯衫都被汗水浸濕了。接著，他的掙扎突然停止，呼吸變回正常，人也平靜下來。

我用衛生紙擦拭他的額頭和臉頰時，發現他不再出汗了。

「我現在漂浮在我的身體上方，」佩德羅宣布，「我已經離開那輩子了……我看到很多屍體……很多血……但我現在已經浮在上面了。」他持續漂浮著，保持沉默了一會兒。

「回顧一下這輩子，」我引導他，「你學到了什麼？這輩子有什麼教訓？」

他從更高的視角思考了這些問題，然後開口回答。

「我學到暴力是極大的無知，我遠離故鄉和摯愛的親友，毫無意義地死去。我的死是由於其他人的貪婪，不管是英國人或是西班牙人，他們都蠢得不得了，只為了遙遠土地上的黃金就彼此屠殺。從他人手上掠奪金子，為自己招致死亡。是貪婪和暴力害這些人失去生命……他們忘了愛是什麼。」

他再次陷入沉默。我決定讓他好好休息，消化一下這些重要的啟發。與此同時，我也開始思索佩德羅學到的這些教訓。自佩德羅的前世在異國要塞白白送命之後，已經好幾個世紀過去了，交易的媒介從黃金變成美元、英鎊、日圓和披索等各種貨幣，但人們仍在為了金錢互相殘殺。整個人類歷史中，這件事從來沒有停止過。千百年來，我們似乎完全學不到教訓。

到底還要受多少苦，我們才會再次想起愛的重要？

佩德羅的頭開始左右搖擺，臉上帶著饒富興味的笑意。他在不自覺的狀態下自動進入了一個與現代時間更接近的前世。當他意識到並開始回憶，眼前的畫面隨即變得異常鮮活。

「能說說你現在的體驗嗎？」我問。

「我是個女人，」他說到，「我十分美麗。我有著金色的長髮……膚色非常白皙。」佩德羅這世發生在一戰後的德國，她有著一雙藍色大眼，總是穿著優雅時髦的衣裳，是炙手可熱的高級妓女。雖然德國當時籠罩在物價飛漲、財政不穩的陰影之下，但那些有錢、有權的人仍砸下重金追捧著她。

雖然回憶很逼真，但佩德羅花了好一陣子才想起這位優雅女性的名字，「瑪格達（Magda），應該是這個名字沒錯，」他困難地答道。

我沒有追問，不希望回答問題的壓力打斷他鮮明的回憶畫面。

「我在這一行是頂尖好手，」瑪格達驕傲地說，「許多政客、軍閥和商業鉅子都視我為紅顏知己。」隨著回憶起的細節越來越多，她露出一些虛榮的神色。「他們無一不拜倒在我的美貌和高超技巧之下。」她補充。「我總是能知道怎麼在最恰當的時機做出最恰當的表現。」瑪格達歌聲優美，經常在上流社會的私人聚會中表演，且深明操縱男人之道。

我忍不住想，也許這來自他多次作為男性的前世經驗，但沒有開口。

接著，瑪格達放低音量，悄聲說道，「我能影響這些人……我能讓他們改變決策……他們都聽我的話。」她一邊說，一邊為了自己能左右這些權傾一方的男性感到不可置信又充滿優越感。

「我知道的通常比他們多，」她帶點不甘地說，「他們的政治手段還是跟我學的！」瑪格達享受著手中的權柄，在政治場合翻雲覆雨。然而，她的政治影響力並不能在外彰顯，總是必須隔著男性，這讓她十分挫折。她不知道的是，未來自己能夠不再需要中間人，直接展現力量。

瑪格達的情人中，有一個年輕人與眾不同。

「他比其他人都要聰明、認真，」瑪格達評論，「他有棕色的頭髮，眼睛非常藍……他對於自己做的每件事都充滿熱情！我們花了許多時間在一起，除了交談什麼也不做。我想我們彼此相愛。」然而，她在這個男人身上找不到這輩子認識之人的影子。

接著佩德羅流露出悲傷，左眼眼角流下一滴淚水。

「我離開了他，選擇另一個……一個更老、更有權勢和財富的人，他要我只專屬於他……我沒有聽從我的心意。我犯了一個**嚴重**的錯誤，我的決定讓他非常受傷。他一輩子也沒有原諒我……他不懂。」瑪格達選擇了安全和外在的權勢，把這些東西放在真愛之上，但後者才是安全和力量的真正來源。

這個決定成為生命的重要轉捩點，她選了一條踏上就無法回頭的路。

在德國後來的政局動盪中，年長的情人受到狂暴的新政黨攻擊，不只失去所有權勢，也拋棄了她。瑪格達無法找到年輕戀人的下落，最後在可能是梅毒的性病侵襲下，她失去了美貌和健康，陷入抑鬱，喪失所有抵抗疾病的求生意志。

「把時間往前到生命結束的時刻，」我要求，「看看最後妳怎麼了，看看妳那時身邊有誰。」

「我躺在一張廉價的床上……在醫院裡。這是窮人的醫院，那裡還有很多其他病人，痛苦地發出呻吟……這些都是窮得不能再窮的人。這簡直是地獄！」

「妳能看到自己嗎？」

「我的身體看起來叫人噁心。」瑪格達回答。

「妳身旁有醫生和護士嗎？」

「他們在，」她苦澀回答，「但他們完全不管我……他們也不難過。畢竟他們瞧不起我的人生和我做過的那些事。他們在懲罰我。」

一個曾經擁有驚人美貌和權勢，操縱著政商發展的生命，最後以這樣的悲慘結局告終。她漂浮在自己的身體之上，終於擺脫了束縛。

「我現在覺得非常平靜，」她補充，「我只想休息。」

佩德羅安靜地坐在椅子上，我們之後會再回顧這輩子學到的教訓，但他現在太累了，我解除了他的催眠狀態。

接下來幾個禮拜，長久困擾佩德羅的脖子和左肩疼痛逐漸消失，他的醫生找不到病源的宿疾就這麼根治了。可想而知，他們不可能想到，這個毛病可能來自幾百年前的致命刀傷。

我常常為許多人的短淺眼光感到驚訝。我的生活圈中，認識很多日日為孩子的教育憂心忡忡的人，他們總在計畫該把孩子送去哪間幼兒園？私立學校好還是公立學校好？哪所補習班對提升學業成績最有效，怎麼取得最好的分數，塞進最多的課外活動，好讓孩子申請大學、研究所以及各項競爭都能享有優勢？這類煩惱似乎永無止盡。接著在孫子、孫女出生後，同樣的循環又會再重複一次。

這些人似乎認為，這個世界的時間停滯不前，未來不過是現在的翻版。

但如果我們持續砍伐森林，毀去地球的氧氣來源，他們汲汲營營為之籌劃未來的這些子孫，在二十年或三十年後，會有足夠的空氣呼吸嗎？如果我們持續毒害我們的水資源和食物循環，他們要吃什麼？要是我們繼續盲目大量製造碳氟化合物和其他有機廢物，在臭氧層製造破洞，這些孩子能夠走出戶外嗎？如果我們不斷用各種溫室氣體增加地球的溫度，等到海平面上升，沿岸地區淹沒，海底和陸地的斷層無法承受負荷，他們要住在哪裡？而且這不只是美國，還有中國、非洲、澳洲和世界各地的孩子們，大家都同樣受這些生態危機所擾，因為我們都是這個星球的居民。而且不要忘記，如果你重新轉世，在你降生之後，你就是這些孩子中的其中一人。

想到這些以後，我們怎麼還能把那麼多精力都拿去操心大學入學考試成績，擔心要上哪所學校呢？我們的後代可能根本就沒有辦法生活在這片土地。

另外，為什麼每個人都這麼想活得更久呢？如果人並不快樂，多活幾年又有什麼意思？為什麼要把全副精力拿去注意膽固醇數字、高纖飲食、血脂肪、有氧運動，以及各種五花八門的養生祕訣？

比起憂慮在未知的未來自己是否能保持健康，努力讓當下充滿喜悅，讓每天都充實豐盛，去愛並且接受被愛，不是更有意義嗎？畢竟誰能保證會有未來呢？誰又能說死亡不是一種解脫，能夠引領人通往無比的喜悅呢？

我並不是希望人們忽略照顧身體，或建議你可以隨心所欲過量吸菸或飲酒，甚至濫用藥物或變得過度肥胖。這些事情只會帶來痛苦、心理重擔和生活失能。

我的意思是，不要太為未來憂慮；不要延遲，今天就去尋找那無比的喜悅。有意思的是，如果你抱持這樣的態度，試著快樂地活在當下，你很可能自然而然就能享有更長的生命。

我們的身體和靈魂就像車子和駕駛，永遠別忘記你是那個駕駛，不是車子，不要把車子當成自己。現代社會對於延長壽命的熱衷程度，對於讓自己活成百歲人瑞甚至超過百歲的偏執，已經到了瘋狂的程度。這就像是緊緊抓著已經開了二十萬英哩、甚至三十萬英哩的老福特不放，即使這副身體（車子）早已到處都是生鏽，變速器換過五次，引擎上的零件不停脫落，你還是不願意將它報廢，完全忽視在下個轉角就有全新的雪佛蘭等著你。你只要優雅踏出福特，輕盈坐進那臺嶄新迷人的雪佛蘭就好。這個過程中，那位駕駛——也就是你的靈魂——並不會改變，只是換了車而已。

而且，搞不好等著你的是一臺法拉利也不一定，誰知道呢？

第九章　一切都是愛

從我記事以來，我就無意識地想到先前曾存在於另一個狀態下的體驗……我在一千八百年前曾居住在朱迪亞（Judea），但我從來不知道我的同代人中出了一個救世主。當時繁星從天上看著我，看到一個亞述王國的牧羊人，現在繁星看著我時，看到的是一個新英格蘭人。

——美國作家　亨利．大衛．梭羅（Henry David Thoreau）

由於必須出差，伊莉莎白的下一場療程隔了兩週。到外地出差對她來說是例行公事，這次她出現時，上次療程露出的美麗笑容不見了，日常生活的殘酷現實和壓力再次襲來，奪走了她身上的活力。

雖然如此，她還是很期待能開始進行回溯。她才剛開始回憶起其他前世的重要事件和教訓，但已經看到了幸福和希望的曙光，她當然希望繼續。

她很快進入了深度催眠狀態。

她開始回憶耶路撒冷的石頭，和這些特殊石頭隨著一天的時間變化而展露出不同色彩。有時它們是金色的，有時則泛著粉色的色澤，或變成淺褐色，但最後石頭們總會恢復成金色。她描述自己住在耶路撒冷附近的小鎮，那裡的狹窄土路和石頭路，那裡的房子居民，他們的穿著和習俗。

那裡還有一些葡萄園，也種了一些無花果樹，有些地裡則種了亞麻和小麥。水源來自小路盡頭的一口井，井旁立著古老的橡樹和石榴樹。那時的巴勒斯坦就和之後、乃至現在一樣，處於緊張的宗教和靈性信仰衝突之中，新的改變隨時會發生，人們因此感覺到希望，但日常生活的沉重嚴酷，努力工作維生的壓力，還有羅馬入侵者的壓迫，依然籠罩著這片土地。

她想起自己這世的父親叫伊萊（Eli），是擁有自家陶坊的陶匠。他工作時，用井裡汲取的水製作陶土，捏出各種形狀的碗、罐子等各式容器，除了自家使用之外也供應其他村民，還有多的能拿到耶路撒冷販賣。有時，會有一些商人或客戶特別來到村裡，買他做的大型杯子、廚具或碗。伊莉莎白接著詳細描繪了她的生活，父親的陶輪、他踩陶輪的節奏，以及小鎮日常的其他細節。她的名字是米莉安（Miriam），雖然身處動盪的時代，但她是個快樂的女孩。然而，時代的動盪很快就會侵襲她身處的村莊，永遠改變她的生命。

在我把時間前進後，她描述了這一世最重要的事件：她的父親因羅馬士兵的殘忍虐殺而死於非命。在那個時期，羅馬士兵經常折磨住在巴勒斯坦的基督徒，他們會想出各種殘酷的遊戲，拿平民百姓取樂，就是這樣的遊戲殺死了米莉安摯愛的父親。

士兵們先是把伊萊的腳踝綁起來，接著一名士兵騎著馬拖行伊萊，只持續了一分鐘，但這一分鐘就像是永恆一樣長。伊萊身體處處是傷，承受極大痛苦的他仍在呼吸，驚恐的米莉安聽著士兵們發出瘋狂的笑聲，可是一切還沒結束。

接著那些羅馬人還不放過伊萊，有兩個人把纏在他腳上的繩子環繞綁在自己的胸口上，開始四處亂跳，就像他們是馬一樣。伊萊忍不住往前倒去，頭顱撞上一顆大石——這個傷口成為壓垮駱駝的最後一根稻草。

感到無趣的士兵們丟下他，沿著路一路踢飛塵土，揚長而去。

這場毫無道理的暴行讓米莉安更加沉痛，面對父親在受到殘忍對待後那即將消逝的生命，她的心中充滿苦澀的憤怒和無助。對這些士兵來說，這不過是取樂而已，他們根本不認識米莉安的父親。他們不知道他的雙手有多溫柔，曾輕撫她兒時的割傷和瘀血，他們沒有聽過他邊踩陶輪邊與她幽默談笑的聲音，沒有聞過他沐浴後頭髮上的好聞香氣，他們沒有感受過他的親吻和厚實的擁抱，他們不曾和這個溫柔、體貼的人朝夕相伴。

但就在這冷血無情的數分鐘內，他們奪走了這個美麗的生命，讓米莉安的餘生沉浸在絕望、未能完全康復的悲痛之中，粉碎了她的生命，只留下無法彌補的空洞和失落。這一切，不過是為了取樂！冷血的暴力讓她心中燃起強烈的憤怒，臉上的淚水不只因失去至親的疼痛而流，也充滿著對凶手的厭恨。

她坐在被鮮血染紅的泥土地上，將父親的頭環抱在膝上，在痛苦的衝擊下，無意識地前後搖晃著他的身體。他已經說不出話了，鮮血從嘴角緩緩流出，每一次費力呼吸時，胸口都會傳來低沉的咯咯聲。他就要撐不下去，眼中的光芒即將熄滅，生命接近盡頭。

「我愛你，父親，」她親柔對他低語，用悲傷的眼神望進他漸漸失去光彩的雙眼，「我會永遠愛你。」

他失去焦距的雙眼看著她，用眨眼表示理解，然後就永遠闔上了。

她無法停止因悲痛而不自覺搖晃的身體，直到父親失去所有生命跡象，其他家人和村民輕輕地移走了伊萊的身體，準備將他下葬。米莉安眼前不斷浮現父親臨終前的凝視，她確信父親聽懂了自己的話。

伊莉莎白在這輩子經歷的痛苦絕望讓我動彈不得，我安靜坐在椅子上，突然發現錄音機早已停止轉動。我放一卷新的錄音帶進去，重新啟動錄音機，紅色的閃燈顯示錄音重新開始。

我忍不住將伊莉莎白現今的喪親之痛，連結上將近兩千年前米莉安所感受的悲痛。這又是一個舊有悲痛讓新的悲痛更加放大的例子嗎？現在，伊莉莎白體驗了輪迴轉世，知道死亡後還有生命，這能治癒她的悲痛嗎？

我重新將注意力轉回伊莉莎白身上。

「把時間往前，到那輩子的下一個重大事件去。」我指示。

「沒有重大事件了。」她回答。

「這麼說是什麼意思？」

「沒有發生什麼重大的事了，我可以往前……但沒有其他事情發生。」

「完全沒有嗎？」

「沒有，什麼也沒有。」她很有耐心地重複。

「妳有結婚嗎？」

「沒有，我很快就死了，我對活著沒有興趣。我沒有好好照顧自己。」

父親的死深深影響著她，顯然讓她陷入了極度嚴重的憂鬱，最後早早離世。

「我離開她的身體了。」伊莉莎白宣布。

「能分享妳現在的體驗嗎？」

「我漂浮著……我漂浮著……」她的聲音越來越小，接著不說話了。

但沒有多久，她再度開口，只是這次說話的不是她，她的聲音變得更渾厚，顯得十分堅定。我意識到伊莉莎白具有像凱瑟琳一樣的特殊能力，我的病人中只有非常少數能夠成為高等靈體傳達訊息的橋梁，我尊稱這些不具有物質存在的靈體為大師。我的第一本書中記錄了許多祂們饋贈的智慧箴言。

在那之後，我偶爾也能在冥想時收到類似靈感，但當我的病人作為媒介轉達這些資訊時，訊息總是顯得格外意義非凡。我知道自己必須培養出足夠的信心，才能增進從這些靈感來源接收並感應概念的能力。

「要記住，」這個聲音說，「要記住你永遠是被愛的，你永遠受到保護，也永遠不孤單……你同樣是由光明、智慧和愛所造的存在。你永遠不會被忘記，你也永遠不可能被無視或忽略。你不是你的身體；你不是你的頭腦，甚至不是你的心智——你是靈魂。你只需要重新喚醒那份記憶，只需要去想起，記住這一切，靈魂是沒有限制的，沒有肉體的限制，也不受智識和心智的束縛。

當靈魂的振動能量慢下來時，就能體驗到密度更高的環境，像是你們的三維平面。這個作用是為了讓靈魂能夠結晶，轉化為密度越來越高的物體。其中密度最高的型態就是肉體狀態，那也是振動頻率（vibration）最慢的狀態。在這個狀態之下，時間會過得更快，因為它和振動頻率成反比。隨著振動頻率增加，時間就會變慢。這也是為什麼，選擇合適的身體以及重新進入肉體狀態的恰當時機都有其難度的原因。因為時間流動速度的差異，可能會錯失機會……意識有許多層級、許多振動狀態存在。你不需要知道所有的層級。

這七個層級中的第一個層級，對你們來說是最重要的。比起對更高的層級做抽象化和智力的思考，在第一個平面中全然體驗才最重要。你們最後必然會體驗所有的層級……你的任務是教導他人體驗的重要性——去找到信念和信仰，將它轉化為經驗，以完成學習，因為體驗超越了信念。教導他們去體驗，除去他們的恐懼。教他們去愛，去互相幫助……這個過程也會牽涉到他人的自由意志。但要帶著愛去接近他人，帶著共情去伸出手，去幫助他人——這是你們在你們的平面上必須做的事。

人類總是認為自己是唯一的存在，事實並非如此。宇宙中，有許多世界和許多維度……比起物質的容器，靈魂的數量要多上更多、更多。另外，靈魂如果願意也可以分裂，在同個時間取得不只一種體驗，這是有可能的，但需要經過高度發展，大部分人並不具備。最終，人們將會明白，就像金字塔一樣，所有的靈魂都是一體的，所有的體驗是同時共享的，但現在還不到那個時候。

當你看進另一個人的雙眼，無論是誰，且從那對雙眼中看到自己的靈魂在回望時，那你就會知道，你已經抵達了另一個意識層級。就這個觀點來說，輪迴並不存在，因為所有的生命和所有的體驗都是同時發生的。然而，在三維世界裡，輪迴再真實不過，就像時間、山脈和海洋一樣真實。這是一種能量，就像其他能量一樣，而它的真實性取決於觀察者的能量。只要觀察者能感應到肉體和堅實的物體，輪迴轉世對那名觀察者來說就是真實的。這個能量是由光明、愛和知識構成的，用帶著慈愛的方式應用這些知識，就能達到智慧……目前看來，在你們的平面裡，極度缺乏智慧。」

接著，伊莉莎白不再開口了。

就像凱瑟琳一樣，她也只能記得自己的前世細節，但完全不記得從中介狀態中所傳遞的訊息。兩人在傳遞訊息時，顯然都處於更深層的催眠中，很少病人會進入那個可能引起失憶的深層催眠狀態。伊莉莎白傳達的訊息和凱瑟琳一樣，都能幫助我們的平面補足「極度缺乏的智慧」。接下來，我還能從伊莉莎白身上獲得更多這樣的智慧，一直到她完全結束治療為止。

自從凱瑟琳完全康復、停止治療之後，我只能透過很有限的方式接觸大師們的智慧，雖然偶爾我能在極度鮮明、幾乎處於清醒狀態的夢境中，接收到有用的資訊，像是我在《輪迴八十六次的生命覺醒之旅》書末列出夢境中的上課內容。也有的時候，我會在深度冥想時進入像夢境的狀態，並接收到這類訊息。例如，我在冥想時看見二十一世紀心理治療系統的整體架構被擺在我的面前，這個系統奠基在心理和靈性之上，能補充行之已久的系統中所現存的缺陷。

當時訊息和畫面充滿了我的腦袋，雖然快速閃過，但又有著清楚、明亮的清晰感。很可惜，我沒辦法把錄音機放在接收站——也就是我的大腦旁邊，所以想法本身雖然有如寶石，但在我笨拙地用言詞解釋並描繪這些飛快閃過的訊息時，可能會讓這些訊息顯得黯淡無光。無論如何，我得試試看，這些啟示的開頭是一個清楚的訊息。

「一切都是愛……一切都是愛。有了愛，便會有理解。有了理解，就會生出耐心。然後時間就會停止。一切處於當下。」

我立刻瞭解這些想法包含的真理——真實就是當下。沉浸在過去或未來會造成痛苦和疾病；耐心能讓時間停住；神的愛就是所有。

我也能夠立刻瞭解這些想法蘊含的強大療癒力量。我開始明白了。

「愛是最終的答案。愛不是抽象的概念，而是實際的能量，或是在某個頻譜範圍內的能量，你能夠在自己的存在中『創造』並維持這些能量，就是去愛。你會碰觸到存在於你內在的神，感受愛，表達你的愛。」

「愛能消融恐懼。當你感受愛的時候，就不會害怕。由於一切都是能量，而愛涵蓋所有的能量，所以一切都是愛。這是理解神本質的重要線索。」

「當你付出愛且無所畏懼時，你就能原諒。你能原諒他人也能原諒自己。你會開始用正確的視角看待事物。內疚和憤怒兩者都是恐懼的反映，內疚是一種指向自己、微妙的憤怒，原諒能讓內疚和憤怒消融，因為兩者都是無謂又造成傷害的情感。寬恕吧，這是愛的行動表現。」

「驕傲可能會阻礙原諒，驕傲是一種小我（ego）的表現，小我是變換不定又虛假的自己。你不是你的身體，你不是你的大腦，你更不是你的小我。你比這些都還要廣闊、偉大。你在三維空間中需要小我才能生存，但你只需要能夠用來處理資訊的那一部分就夠了。其他像是驕傲、自大、防禦意識和恐懼這些部分，不只無用，還會造成傷害。那些其他部分在你與智慧、喜悅和神之間築起藩籬。你必須超越你的小我，才能找到真正的自性，真正的自性是恆常的、最深層的你。那個部分擁有智慧，能夠去愛，安全不受威脅，並且充滿喜悅。」

「在三維的世界裡，智識是重要的，但直覺更為重要。」

「你們一直把真實和幻覺弄反了。真實是認清你自己是不朽又神聖的，獨立於時間而存在，而這個變幻無常的三維世界則是幻覺。這樣的倒假為真會對你造成損害。你將渴求幻覺中的安全感，而對智慧和愛帶來的真正安全失去興趣。你將渴求被接受，但事實上，你從未被真正拒絕過。小我會創造幻覺並掩蓋真相，小我必須被化解，這樣一來，你就能看到真相。」

「有了愛和理解，就能帶著無窮耐心看待事物。你趕什麼呢？並沒有所謂的時間；這只是在你身上作用的一個感覺。當你不去體驗當下，當你困在過去或為未來憂慮時，你就會為自己帶來巨大的痛苦和悲傷。時間也只是一種幻覺，即使在三維世界裡，未來也不過是各種機率組成的可能性。為什麼要這麼憂慮呢？」

「自性可以被療癒。理解就是療癒，愛是最大的療癒。治療師、老師和導師可以提供幫助，但發揮作用的效期有限。治療必須向內走，而這條治療的道路遲早會需要你一人前行，雖然實際上你從來不是獨自一人。」

「如果你真的需要量測時間，不要用分鐘、小時或年來衡量，而是要用你學到的課題來定義。如果你能恰當理解事物，療癒甚至可以只需要五分鐘。當然，有時可能需要花上五十年，但兩者達到的療癒本身相同。」

「過去必須被記住，然後便該遺忘，讓過去成為過去，不管是兒時或前世的創傷都是如此。同樣的道理也適用於態度、誤解、被植入你內心的信念系統，以及所有陳舊的想法。事實上，不只陳舊的想法，所有想法都該被清空。當你腦子裡塞滿所有想法時，你要怎麼用全新的目光清楚理解眼前的事物呢？你要怎麼學習你當下需要的新資訊呢？你要怎麼擁有嶄新的視角？」

「思考將形成分化和異質的幻覺，小我則持續強化這樣的幻覺，從這個幻覺中又會生出恐懼、焦慮和巨大的悲痛，恐懼、焦慮和悲痛則進一步衍生出憤怒和暴力。當這麼多混亂的情緒充斥著世界時，我們怎麼可能找到平靜呢？我們必須拆解回溯，回到問題的源頭。你已退回到陳舊的思考中。停止思考，使用你直覺的智慧再次體驗愛。去冥想。去發現所有事物都彼此相連，卻又彼此獨立。看見事物和睦地連為一體，而非專注於彼此的差異。看見你真實的自性，看見神。」

「冥想和視覺化練習能幫助你停止過度思考，並且能幫助你踏上追本溯源的旅程。療癒將隨之而來。你也會開始使用自己未曾使用過的心智。你會看見，你會理解，而且你會變得更有智慧，接著平靜就會降臨。」

「就像你和別人之間有人際關係一樣，你也有和自己的關係。你曾經活在許多身體中，也曾活過許多次，知道了這些以後，問問現在的自己，為什麼有那麼多恐懼？為什麼你害怕得甚至不敢去冒適度的風險？你害怕自己聲譽受損，害怕其他人怎麼看你嗎？這些恐懼都是來自童年甚至更早的經歷所制約。」

「問問自己這些問題：你會損失什麼？最糟的情況會發生什麼？如果餘生都這樣度過，我會滿意嗎？如果把死亡考慮進來，想做的事還顯得這麼危險嗎？」

「在你成長時，不要害怕挑起其他人的憤怒。憤怒不過是他人不安全感的一種外在徵兆，而對這種憤怒的恐懼會讓你裹足不前。憤怒本質僅是單純的愚蠢，但它會產生龐大的悲傷。用愛和原諒消融你自身的憤怒。」

「不要讓憂鬱和焦慮阻礙你的成長。憂鬱的本質是失去視角、遺忘和將一切視為理所當然。讓自己更專注，重整你的價值信念，試著憶起什麼是不該被習以為常的珍貴恩賜。轉換你的視角，永遠**記住**什麼是重要的，什麼是無關緊要的。打破你僵化的固定模式。別忘了滿懷希望。」

「焦慮的本質是在小我中迷失，是失去個體的邊界。那之中有你仍可隱約記起的愛的喪失，有受傷的自尊，還有遺落了的耐心與平靜。記住，你永遠不會是獨自一人。」

「永遠不要失去冒險的勇氣。你是不死的，你永遠不會受傷。」

也有的時候，這些訊息和心理沒那麼相關，像是來自一個更古老、更有威嚴的源頭，說話的風格也很不相同，幾乎像我在抄錄格言一樣。

「有很多種不同的業和債需要平衡。個人的業屬於個體自身的義務，獨屬於個人。但有的業屬於群體，是整個群體結合起來的業力。群體有許多不同分類：宗教、種族、國家等等。在更宏觀的層級，整個星球也有結合起來的業力，等時機成熟時，就會影響整個星球的命運並產生後果。

群體業力不只是所有個體債務積聚的總和，需要每個個體一起努力克服，而且整個群體、國家或星球最後將一起承擔這個業力。這樣的群體業力不只左右這個群體或國家的未來，也會對在這個群體或國家內轉世輪迴的個體造成影響，甚至那些不屬於這個群體，但同時與這個群體交會的時空中所誕生的個體，也將同時籠罩在這個業力之中，或者延伸到未來，影響著後來者的命運。」

「若行動是依循著道、依循著接近神的道路，就會變成正確的行動。所有其他的道路最後都是死巷或幻象，沿著這些道路的行動並非正確的行動。正確的行動會促進個體的靈性成長，幫助他回歸。不管是促成正義和慈悲的行動，還是仁慈、愛還有智慧，以及所有我們以神性或靈性名之的特質，無可置疑都是正確的行動。正確行動的果實便是我們冀求的目標，沿著其他道路採取的行動只能結出短暫、虛假且如幻影般的果實。這些果實看似誘人，使人上當，但它們不是我們真心渴求之物。正確行為結出的果實會涵蓋我們所有的目標和希望，能給予我們一切所需所想。」

「聲名就是一個例子。以尋求聲名作為目標的人，也許能獲得聲名一陣子，但那樣求來的聲名不只短暫，也無法令人滿足。然而，若是一個人不汲汲營營於聲名，但順著道採取正確的行動，那行動為他得來的聲名將歷久不衰，且能持續成長。只是對於走在道上的人，聲名並不重要。出於自私動機為自己尋求聲名，與因行正義之舉而在無意中得到了聲名，兩者之間有著差異。前者不只虛幻更不持久，後者則真實且永恆，將持續伴隨著靈魂，無法被奪去。前者將增添需要被平衡的業力，後者則沒有這樣的後患。」

有時快速閃過的訊息十分簡短有力。

「目標並不是要贏，而是要使自己開放。」

接著，那個更常談論與心理有關的概念，並習慣快速連續輸出的來源，像是覺得又該輪到自己一樣，再次開始說話。

「神會原諒，但你也必須得到他人的原諒……而且你必須原諒他們。原諒也是你的責任，你必須去原諒並接受他人的原諒。心理分析無法修復創傷，你仍須超越理解階段，真正做出改變，去改善這個世界並修復關係、原諒他人並坦然接受他們的原諒。積極尋求美德最為重要，不能只是嘴上說說。只有智識理解而不應用並不足夠，只有表達你的愛，才能有所幫助。」

第十章 憤怒和原諒

我曾經到過這裡，何時或以何方式我說不清；
但我認識門後的青草，
那甜美又久久縈繞的氣味，
輕嘆的聲響，岸邊搖曳的燈火。
妳曾經屬於我——
多久以前我無法確定：
但就在那隻燕子振翅飛翔時，
妳輕輕轉頭，
那層面紗突然掉落——昔日的一切浮現。
——英國詩人　但丁．加百利．羅塞提（Dante Gabriel Rossetti）

佩德羅進入了某場艱難的前世。有時候，前世越困難，越能提供我們學習的機會，讓我們在道路上前進得更快。那些相對容易的前世較無法提供進化機會，是用來休息的時期。佩德羅正在體驗的這段，顯然是不容易的類型。

佩德羅顯得非常憤怒，下顎因用力而繃緊著，「他們要逼我去，但我不想去那個地方……我不想要那種人生！」

「他們要你去什麼地方？」我提出問題，試著取得更多細節。

「要我擔任聖職，成為修士……我不要！」他堅定表示。接著安靜了一會，臉上的怒色沒有褪去，但開始開口解釋。

「我是最小的兒子，大家都期望我做這件事。但我不想離開她……我們愛著彼此；但如果我走了，其他人會擁有她，而不是我……我不能接受這樣。我寧可去死！」

但他沒有死。他逐漸接受了不能抵擋的現實，忍痛離開自己的摯愛。他的心像被掏空了，但他還是繼續呼吸著，接著許多年過去了。

「現在這件事，已經不那麼讓我難以接受了。我的生活很平靜。我和修道院長間有緊密的情感聯繫，我選擇待在他身邊……」他安靜了一會兒，突然認出院長來。「他是我的哥哥……是我的哥哥。我知道那就是他。我們感情很好。我可以認出他的眼睛！」

佩德羅終於在前世找到過世的哥哥，我知道他的悲痛現在能開始療癒了。知道兄弟倆在前世曾共度時光，能夠幫助他相信死亡不是最後的分離，並對再度重聚懷抱希望。

佩德羅的回溯又往前了許多年，修道院長年紀很大了。

「他就要離開我了，」佩德羅預估，「但我們還會相聚，在天堂……我們已為此禱告。」修道院長很快過世了，佩德羅為此深深哀悼。

他禱告，冥想，接著他離世的時間也近在眼前。他染上結核病，惱人的咳嗽纏身，呼吸變得困難。與他一起靈性成長的兄弟們圍繞在他的床邊。

我領著他快速穿過死亡，讓他不用重新經歷這份痛苦。

「我學到憤怒和原諒。」我還沒發問，他就開始說起這一世的教訓。

「我學到憤怒如此愚蠢，它會侵蝕人的靈魂。我的父母考慮了我和他們，做了他們認為最好的安排。他們並不理解我對那個女孩懷抱的熱情多麼強烈，也不懂我有權自己決定生命方向，而不是他們。他們的出發點是好的，但他們不懂。他們是愚昧無知的……但我也同樣愚昧無知。我也曾對別人的生命擅作安排，如果我做過相同的事，我怎麼能評斷他們或對他們生氣呢？」

他再度沉默下來，接著又開始說下去，「這就是為什麼原諒如此重要。我們譴責他人的罪行，自己也曾經犯過。如果我們想被原諒，我們也必須原諒他們。神原諒了我們。我們也必須原諒彼此。」他繼續檢視這輩子學到的功課。

「如果當時照我的意思，我就不會遇到院長了。」他開始總結，「只要我們願意找尋，就能發現生命永遠會給予補償，永遠都有恩賜。如果我放任自己變得憤怒又苦澀，如果我因此憎恨我的人生，我就沒辦法體驗在修道院中找到的愛和美好。」

他接著又說了一些比較小的教訓。

「我學到了祈禱和冥想的力量，」他又補充，然後再次陷入沉默，沉思著擔任神職的這一生中所學到的教訓和啟示。

「也許這是更適合的安排，犧牲浪漫的激情之愛，」他不是很肯定地說，「換來更崇高、那對神的愛和與修道院兄弟之間的愛。」

但我和他一樣覺得不太確定。佩德羅的靈魂在數百年之後，轉生為瑪格達，在那一世做出了很不一樣的決定。

接下來，剛回憶完修士生涯的佩德羅，立刻再次遇上靈性之愛與浪漫愛情間的拉扯。

「我正在被拉進另一世，」他突然宣布，「我必須馬上走！」

「去吧。」我催促道，「現在怎麼了？」

他保持沉默了一會兒。

「我躺在地上，受了很重的傷……附近有士兵。他們把我弄倒在地上拖，拖過大石頭……我快死了！」他抽了一口氣。

「我的頭和身體側邊痛得受不了，」他氣若游絲地說著，「他們對我沒有興趣了。」

接著他慢慢交待了這個可憐男子的故事。

在他無法做出反應後，士兵們離開了。他抬頭看，能看到他們穿著皮製短褲和靴子的腳，也看出他們並不高興。沒錯，他們是想拿他取樂，但他們並不希望看到他死。當然，他們也並不傷感。對這些人來說，平民的命並不值錢，最後變成這樣，只是倒楣遇到一場不太令人滿意的惡作劇罷了。

他的女兒撲向他，發出淒厲的喊叫並啜泣著，溫柔地將他的頭捧在懷裡。她規律地搖晃著他，但他能感覺到生命正從自己破碎的身體中緩緩流失。他的肋骨一定是斷了，因為每口呼吸都會帶來劇烈刺痛，他還嚐到口中的血味。

感到生命正在快速消逝的他，試著和女兒說話，但一個字也吐不出來，只能從身體深處發出咯咯的聲音。

「我愛你，父親，」他聽到她輕輕說著，但他太虛弱了，沒辦法回答。他非常愛這個女兒，無法想像自己將多麼思念她。

最後，他的雙眼永遠閉上，那陣刺骨的疼痛也跟著消失了。但不知為何，他還能看得見。他感覺非常輕盈自由，發現自己往下看著那具破碎的身體，他的頭和肩膀軟軟地靠在女兒的大腿上。她還在傷心地哭著，完全不知道父親已經取得平靜，再也不會疼痛了。她把所有注意力放在自己的身體上，前後搖晃著那副不再承載靈魂的身體。

他現在可以離開家人了，他們會沒事的。只要他們記得，當死亡來臨時，他們同樣會離開自己的身體，那他們就能接受他的離去。他感覺到一陣美妙迷人的光芒，比一千個太陽加在一起還要燦爛，但他能直視這道光芒。光芒之中或光的旁邊有個人影在對他招手，是他的祖母！她看起來非常年輕健康，散發著光彩。他很想去她身邊，這個念頭剛一動，他突然就發現自己和祖母一起站在光旁。

「孩子，能再看到你真好，」祖母沒有說話，但他能感覺到這些話語出現在自己的意識裡，「好久不見了。」

她用靈性的雙臂擁抱他，兩人一起走進光芒之中。

我完全沉浸在佩德羅慘痛的故事中，他被迫離開女兒的悲痛讓我身受觸動，我可以感覺到那些訣別話語中流露的巨大心痛。與此同時，我也為他和祖母令人振奮的相遇感到喜悅。

這個被強烈相反情緒衝擊的時刻，同時讓我想到自己長子短暫的生命，種種情感疊加之下，我完全忽略了佩德羅和伊莉莎白的回溯之間似乎有微妙連結。

我沒注意到佩德羅前世女兒所說的深情話語我曾聽過。伊莉莎白在作為米莉安的前世中，曾坐在被鮮血染紅的土地上，前後搖晃著垂死父親的身體，在他耳邊做出同樣的悲嘆。他們的故事奇異地相互呼應著。

在聆聽佩德羅故事的當下，不只情感遮蔽了我的記憶，兩人療程之間數星期的時間差，還有期間我問診的十幾個病人，都讓我的覺察力更為遲鈍。

因此在這一天，兩人交纏的命運還沒有被任何人發現。

我的腦子忍不住回想起我的長子亞當（Adam），他來到這世上只活了短短數十天。我猜在佩德羅描述古老前世，說到女兒因失去父親承受著巨大悲痛時，我是用失去亞當的心情來揣摩那樣的喪親之痛。

那時在凌晨收到醫院醫生的通知後，卡蘿（Carole）和我也擁抱著彼此，輪流搖晃著對方的身體。

亞當的生命只有二十三天，即使院方勇敢進行了開心手術，他仍然沒能活下來。我們大哭，我們搖晃著彼此。除了這樣，我們不知道還能怎麼辦。

我們感覺自己像是在傷痛中即將滅頂，痛苦超越了身體和心靈的承受限度，連呼吸都變得極度困難。深呼吸也會造成疼痛，空氣很難進入身體，就像我們的胸口上緊緊纏著緊身衣。只是這件悲痛做成的緊身衣，沒有可以鬆開的繩結。

隨著時間過去，悲傷的強度和銳利度慢慢減弱，只是我們內心的空洞仍然難以填上。我們有了喬丹（Jordan），接著又有了艾咪（Amy），兩個都是獨一無二又特殊的孩子，但他們無法取代亞當。

時間確實減緩了疼痛。就像一顆大石頭被扔進平靜的水面，水面的漣漪會漸漸蕩開，喪子之痛的波紋也會慢慢向外擴散。一開始，我們生命中的每件事就像是緊密包圍那顆石頭最先出現的波紋，不論發生什麼我們都會聯想到亞當。

隨著時間過去，我們的生活裡出現了新的人、新的體驗，他們與亞當或者我們的痛苦沒有那麼直接的關聯。波紋持續向外擴散。更多新事件、更多新事物、更多新的人物。呼吸的空間出現了，我們再次能夠深呼吸。

我們從來沒有忘記傷痛，但隨著時間過去，你開始能在痛苦之外生活。

十年過後，我們在邁阿密再次遇見了亞當，他透過凱瑟琳與我們交談。這件事記錄在《輪迴八十六次的生命覺醒之旅》中。之後我們的人生再也不一樣了，在十年的傷痛之後，我們開始理解靈魂的不朽。

第十一章 在愛中昇華生命能量

人們活著又死去許多回，在兩個永恆之間來去，
一邊是種族，一邊是靈魂，
而古老的愛爾蘭對此完全知情。
無論人是在床上壽終正寢或者長槍將人當頭擊斃，
他們最該害怕的是與親愛之人的短暫分離。
縱然有掘墓者漫長的辛苦勞作，
他們磨利鐵鏟，他們鼓起健壯肌肉。
但他們的忙碌不過是將下葬之人
再次送回人類的心靈。

——愛爾蘭詩人 威廉·巴特勒·葉慈（William Butler Yeats）

伊莉莎白坐在我辦公室的熟悉躺椅上，輕輕抽泣著，她的睫毛膏從雙眼垂下一條條不規則的黑線。我遞給她一張面紙，她心不在焉地用它壓了壓眼角，但被睫毛膏染黑的淚水仍快速地滑向下巴。

她才剛回顧完自己作為一名愛爾蘭女性的一生。這輩子她走得很安祥，生命也曾擁有許多幸福，這和她今生形成強烈對比。她想到自己失去了母親，想到自己的絕望，忍不住痛苦非常。所以即使回顧完幸福的一生，她仍然要流下悲傷的淚水，而非喜悅的淚水。

今天療程剛開始時，伊莉莎白平淡地分享了最近的生活，雖然有分別，但沒有這麼多情緒。她告訴我，因為最近恢復了一些精神，也覺得更有自信，所以進入了一段關係。對方是較為年長的男性，她一開始受到吸引，是因為對方具有財富和地位。然而，兩人之間並沒有什麼火花，至少伊莉莎白這邊沒有感覺到，只是她的頭腦要自己盡快定下來，接受這個穩定的對象，畢竟對方似乎很在乎她。而且，除了他還有誰呢？

伊莉莎白的心卻不答應，她說不能隨便找個人將就，她說自己並不愛她，而沒有愛的話，關係還剩下什麼呢？

她的心最後贏了。在對方不斷要求更進一步，希望發生肉體關係並要她做出承諾的壓力下，伊莉莎白決定結束這段關係。她鬆了一口氣，對於回到單身雖然感到寂寞，但並不憂鬱。整體上來說，她很能接受這段關係的結束。但經過催眠回溯後，她紅著雙眼，抽著鼻子，淚水弄花了睫毛膏。

今天的回溯療程一開始非常順利，伊莉莎白很快進入深度催眠狀態，我再次帶著她回到從前。這次她出現在愛爾蘭，時間是數百年前。

「我很漂亮，」她看見前世的自己後，忍不住出口評論，「頭髮是深色的，有一雙淡藍色眼睛……我穿得很樸素，臉上沒有化妝，也沒有戴任何飾品……好像我在試著躲起來。我的皮膚非常白，像奶油一樣。」

「妳在躲什麼？」我隨著她的線索發問。

她沉默了一會兒，努力尋找答案，「我在躲我的丈夫……沒錯，就在躲他。噢，他真是個粗魯的蠢人！他太愛喝酒，喝多了就愛動拳腳……他自私自利……我詛咒這段婚姻！」

「妳為什麼選擇嫁給他呢？」我天真地問。

「我**沒有**選擇嫁給他……要是讓我選，我**絕對**不會選他。是我的父母選的，但現在他們去世了……他們不在了，但我還得繼續跟這個人在一起。我的親人只有他了。」她說著，聲音裡除了憤怒，還浮現了一絲哀傷。

「妳有孩子嗎？還有其他人跟妳們住在一起嗎？」我問。

「沒有。」她的憤怒逐漸平息，但哀傷變得更為明顯，「我沒辦法有孩子，我之前流產過。流了很多血……還有感染。他們說我沒辦法生育了……他也因為這個原因對我生氣……他怪我……沒能替他生兒子。好像我是故意的！」她又開始氣起來。

「他會打我，」她突然輕聲補充，「他打我，就好像我是他養的狗一樣。我恨他這樣對待我。」她不再說話，但眼角閃著淚花。

「他打妳嗎？」我重複問道。

「是。」她簡短地回答。

我等著她繼續說下去，但她似乎不願意多描述細節。

「他打妳什麼地方？」我繼續追問。

「我的背、我的手臂、我的臉，任何地方都有可能。」

「妳能阻止他嗎？」

「有時候可以。我以前會反抗，但這會讓他下手更重。他喝得太醉了。最好的應對方式就是默默承受，等他打累了就會停了……但下次他不高興了，就又會重演。」

「仔細看著他，」我要求她，「仔細看著他的眼睛，看看妳能不能從他身上認出妳這輩子認識的人。」

伊莉莎白瞇起雙眼，眉頭也皺了起來，就好像她在努力打量什麼，但她的眼瞼還是闔上的。

「我**真的**認識他！這是喬治（George）……他是喬治！」

「很好，現在回到那輩子，去他不會打妳的時候。」

她認出的人是她曾交往過的銀行家，名字叫喬治，這段關係在一年半前左右結束了，結束的原因是喬治開始有肢體暴力行為。

像是這類施暴的行為模式，若是沒有被識別並主動打破，有可能會持續多個轉世。伊莉莎白和喬治可能在深層的潛意識中仍然記得彼此，所以他們再次相遇之後，他試著延續這種虐待，還好伊莉莎白在這數百年來已經學到了重要教訓。這次她有足夠的內在力量和自我尊重，讓她能在暴力開始以後，很快斷斷他們的關係。如果她原本就知道兩人前世曾有過的糾葛，要中止這個具有破壞性的關係模式，想必會更容易。

我看向伊莉莎白，她靜靜不說話，但臉上充滿了悲傷和無助的神情。我認為關於她這世施虐的丈夫，我已經知道得夠多了，於是決定再把時間往前。

「現在，我會從三倒數到一，然後我會輕輕碰一下妳的額頭，」我告訴她，「在我這麼做的時候，妳就會往前到這輩子的下一個重大事件。我倒數的時候，會讓妳的意識完整聚焦在那件事上，看看妳的心裡浮現出什麼。」

在我數出一之後，她的臉上突然露出幸福的笑容。看到她這段嚴酷的人生中還有一些光輝明亮的事物，我很欣慰。

「他死了，感謝上帝，我太高興了！」她難以抑制自己的喜悅，「現在我和一個我愛的男人在一起，他非常善良溫柔，從來不會打我。我們彼此相愛，他是很好的人。我們在一起很幸福。」她一邊說著，臉上持續掛著那抹幸福的微笑。

「妳的丈夫是怎麼死的？」我問道。

「他死在一家酒館裡，」她臉上的笑容稍微褪去，「他和人起了爭執，被殺死了。他們告訴我，對方用長刀捅了他的胸口，刀子一定戳穿了心臟，因為他們說血噴得到處都是。」

「他死了，我並不傷心，」她接著說，「如果不是因為這樣，我不會遇到約翰（John），約翰是個非常好的人。」她明亮的笑容又回到了臉上。

我決定再次往前推進，「現在把時間往前，」我指示，「看看妳和約翰之後怎麼了。去往妳生命中下一個重大的事件。」

她安靜下來，快速檢視這輩子的歲月。

「我現在很虛弱，心臟跳得好快，」她抽了一口氣，「我沒辦法呼吸了！」

她來到了死亡那天。

「約翰在妳身邊嗎？」我問。

「喔，是的……他坐在我的床邊，握著我的手。他很憂慮，一刻也不想離開我的身邊，他知道自己快要失去我了。我們為了即將到來的分離而難過，但同時也因為能一起共享這麼多年的時光，感到非常幸福。」她停頓了一下，沉浸在約翰待在她病床前的回憶。在她作為伊莉莎白的這一生中，只有摯愛的母親曾讓她感受過與約翰共享的深厚愛意和喜悅，以及溫馨的親密感。

「仔細看看約翰，看著他的臉和他的眼睛，看看妳能不能從他身上認出這輩子認識的人。」當病患看進另一個人的眼睛時，往往能立即且非常確定地認出對方——也許眼睛真的是我們的靈魂之窗。

「不，」她簡短回答，「我不認識他。」

她停頓一下，再次開口時聲音帶著警戒，「我的心臟快不行了，」她宣告，「它現在不規律地跳著。我覺得自己就要離開這副身體了。」

「沒關係，妳就離開吧。告訴我接下來發生了什麼事。」

過了一會兒，她開始向我描述這一世死亡之後的經驗，她的神情看來非常寧靜，呼吸也很放鬆。

「現在漂浮在我的身體上方，在天花板角落。我能看見約翰坐在我身旁，他只是一直坐著，完全動彈不得。現在他只剩自己了，之前我們只有彼此而已。」

「所以你們沒有小孩嗎？」我提出問題，想再次澄清一下。

「沒有，我沒辦法生育。但那不重要，我們有彼此，對我們來說這些就很足夠了。」她再次陷入沉默，臉上仍然維持著平靜，但一抹小小的笑意開始浮現，

「這裡好美，我感覺到身旁圍繞著一股美麗的光芒，這道光拉著我，我很想跟隨它的引領。光真的很美，並且能補充能量！」

「跟著光走吧。」我表示同意。

「我們穿過了美麗的谷地，到處生長著樹和花……我開始覺察到很多事物，很多資訊，很多知識。但我不想要忘記約翰。我**必須**記得約翰，如果我學習那些察覺到的東西，我可能會忘記約翰，但我不能忘了他！」

「妳還是會記得約翰的。」我這麼建議，但其實不太肯定。她覺察到的其他知識是什麼呢？我開口問她。

「是有關於人的生生世世和能量，關於我們如何利用每一次的生命使自己的

能量變得更加完美，好進入更高層的世界。他們在告訴我關於能量和愛的事，還有能量和愛為什麼是同一件事……只要我們理解愛**到底**是什麼，我們就能明白。但我不想要忘記約翰！」

「別擔心，我會提醒妳關於約翰的一切，妳不會忘記。」

「太好了。」

「妳還學到了什麼？」

「沒有了，目前就只有這些……」接著她補充，「如果聆聽自己的直覺，我們能夠學到更多與愛有關的一切。」

也許最後這個評論具有層次更豐富的含意，特別是對我而言。在許多年前，當大師們即將停止透過凱瑟琳與我交流時，祂們曾告訴我這個驚人啟示：「我們告訴你的目前就是這樣。現在你必須學著透過自己的直覺學習。」接下來，我就再也沒有從凱瑟琳的催眠中獲得啟示了。

伊莉莎白繼續休息著，今天我也沒能從她的催眠得到進一步的啟示，於是我喚醒了她。在她的意識回到現在之後，她開始低聲哭泣起來。

「妳為什麼哭呢？」我輕柔問道。

「因為我非常愛他，我不認為自己能像愛他一樣愛其他人了。從來沒有任何人可以讓我像那樣去愛，並且以同樣的方式愛我。沒有了那樣的愛，我的人生怎麼可能完整呢？我怎麼可能再達到那樣圓滿的幸福呢？」

「妳不能這麼肯定，什麼事情都是有機會的。」我提出抗議，但知道自己沒什麼說服力，「妳**會**再遇到別的人，再次熱烈地墜入愛河。妳甚至有可能再遇到約翰，只是用另外一個身體。」

「是啊，當然有可能，」她帶著嘲諷語氣回答，眼淚還在不停落下，「這只是安慰人的話而已，要再重新找到他的可能性，不會大過贏樂透。」

如果我沒記錯，贏樂透的機率是一千四百萬分之一。

在《生命輪迴》這本書中，我描述了愛麗兒（Ariel）和安東尼（Anthony）

的重聚過程。與靈魂伴侶的重逢可能需要經歷漫長又無奈的分別，不過所有的等待都是值得的，即使是長達數世紀的等候也一樣。

愛麗兒是我之前的病人，她是個生物學家，有次去美國西南部渡假時，認識了澳洲人安東尼。兩人都離過婚，也都是情緒成熟的成人，相識後便很快墜入了愛河，決定訂婚。回到邁阿密之後，愛麗兒建議安東尼找我嘗試前世催眠回溯，想知道他是否屬於能接受催眠的體質，順便看看「會不會發現什麼有趣的事」。兩人都很好奇，想知道愛麗兒會不會出現在安東尼的回溯裡。

結果安東尼是非常容易接受催眠的體質。他很快進入深度催眠狀態，生動地回憶起某個在北非的前世。那是漢尼拔掌權的時代，距今超過兩千年。安東尼在那個前世生長於某個部落，是非常進化的文明社會。他們的族群膚色較白，專精於煉金技術，還能夠使用液態之火作為武器，在河面上點燃大片的火焰。安東尼當時是二十幾歲的年輕人，他們的部落正在與鄰近膚色較黑的部落打仗，戰爭持續了四十天。對方人數遠遠勝出，安東尼的部落苦苦支撐。

其實兩個部落原本十分友好，安東尼的族人甚至教導過敵方部落作戰技巧，但在那些曾受教於他們的兵士中，有一位反而恩將仇報，策劃主導了這次攻擊。十萬名敵方士兵佩帶著劍和斧頭，準備橫渡某條大河，安東尼和他的族人則在河面上放出液態之火，希望在敵兵上岸前將他們全數殲滅。

為了保護己方的女人和小孩，他們事先安排多數婦女、幼兒搭上掛著紫帆的大船，並將船放流於某個遠離河面的湖上。安東尼深愛的年輕未婚妻那時只有約十七、八歲，她也搭上了這艘船。然而，意外不幸發生，液態之火的延燒程度超出控制，停泊在湖面上本應安全的船隻慘遭火舌吞噬。部落大多數的婦女和幼兒在這場悲劇意外中送命，安東尼心繫的未婚妻也未能倖免。

這場悲劇奪走所有戰士的士氣，他們很快敗下陣來，只有少數人在徒手對戰中逃過屠殺，安東尼就是那些幸運兒之一。他逃進部落的巨大神廟，躲到建築下由密道串連起來的隱匿房間中，那原本是用來存放財寶的地方。

安東尼在那裡遇到了另一個倖存者──他們的國王。國王下令要安東尼殺了自己，忠心的安東尼只好違背內心意願動手殺死了尊敬的國王。在國王去世後，安東尼孤身一人處在黑暗的神廟，在薄薄的金片上寫下族人的歷史，將書寫好的紀錄封入某種大型的甕或罐子中。最後在失去未婚妻與所有族人的悲痛中，因飢餓結束生命。

這個故事還有一個細節。他那輩子的未婚妻轉世成為愛麗兒，兩個人在兩千年後，再次重逢成為愛侶。延遲已久的婚禮終於要舉辦了。

在安東尼踏出我的辦公室時，他和愛麗兒不過分開了一個小時，但他看到愛麗兒時湧出的激動喜悅，就像他們已經分隔兩千年一樣。

愛麗兒和安東尼最近結婚了。他們看似巧合的相遇原本就讓彼此心中湧出澎湃情感，但現在兩人的結合又多了一層新的意義，原本熱烈融洽的關係成為了某種旅程的延續。

安東尼和愛麗兒決定要到北非旅行，看看能否找到那個前世發生的地點，並挖掘更多的細節。而且他們知道，不管在那裡發現了什麼，兩人共享的珍貴人生旅程，都將因此更加豐富。

第十二章　愛的課題

雖然我來生也許不會成為國王，但那更好：我仍會度過活躍的一生，而且無須承受如此多忘恩負義的對待。

——普魯士國王　腓特烈大帝（Frederick the Great）

辦公室冷氣開得很強，但在這次療程中，皮製躺椅上的佩德羅再次流下大量汗水。不停湧現的汗珠滾落他的臉頰，浸透他的襯衫，在他的脖頸上匯成小河。但幾秒鐘之前，他還全身發冷，甚至發著抖。瘧疾確實如此，刺骨的寒冷和灼燒的高熱會交替出現，而這可怕的疾病即將耗盡法蘭西斯科（Francisco）的生命。他孤身一人，所有心愛的親友都遠在數千里外，面臨淒涼又悲慘的人生結局。

佩德羅這次在療程開始後沒多久，就如往常般進入深度放鬆的催眠狀態，穿越時空來到某一個前世，接著開始冒汗。我試著用衛生紙擦拭他臉上的汗珠，但有如徒手阻擋洪水一樣徒勞無功。看著汗水持續大量湧出，我暗自祈禱，希望全身溼透造成的不適對他催眠狀態的深度和強度沒有影響。

「我是一個男人……有著黑色頭髮和曬得很黑的膚色，」他一邊流汗，一邊喘著氣說，「我在從一艘很大的木造船隻搬貨下來……貨物**很重**……這裡像是烤箱一樣熱……我看到附近有棕櫚樹和潦草搭建的木造建築……我是一個水手……我們在新世界。」

「你知道名字嗎？」我問道。

「法蘭西斯科……我的名字是法蘭西斯科。我是一個水手。」

我其實本來是想問那個地方的名字，但他因此想起了這一世的名字。

「你知道那個地方叫什麼名字嗎？」我再次提問。

他停頓了一下，狂冒的汗水仍沒有停止，「我看不到名字，」他回答，「這是那些糟透了的港口之一……這裡有金子。在叢林裡……遙遠山裡的某個地方。我們會找到的……找到的話就能抽成……這裡真是糟透了！」

「你從哪裡來的？」我問道，試著取得更多細節，「你知道自己的家鄉在哪裡嗎？」

「在海的另外一邊，」他耐心回覆，「西班牙……我們從那裡來。」他所說的我們包含一起在灼熱日曬下搬運沉重貨物的水手同伴。

「你在西班牙有家人嗎？」我問道。

「我的太太和兒子都在那裡……我很想念他們，但他們在那裡很好……等我找到金子寄錢回家，他們會過得更好。我的媽媽和姊妹們也都在那裡。日子不好過……我非常想念她們。」

我想知道更多關於他的家人的事。

「現在我要帶你回到更早之前，」我告訴他，「回到你在西班牙家人身邊，回到你們上次在一起的時候，回到你出發來到新世界之前。我會碰一下你的額頭並從三倒數到一，當我數到一的時候，你就會回到西班牙，和你的家人在一起，你會想起一切。三……二……一。你在那裡了！」

佩德羅的眼球在闔上的眼皮底下轉動，像在掃描某個場景。

「我可以看到我的太太和我年紀還小的兒子，我們坐在一起吃飯……我看到木頭的桌子和椅子……我的媽媽也在那裡。」他描述著眼前的一切。

「仔細看著他們的臉，看著他們的眼睛，」我指示，「看看你能不能從他們身上認出這輩子認識的人。」我雖然這麼要求，但也擔心要他將前世與今生連結會令他感到困惑，甚至會讓佩德羅完全離開作為法蘭西斯科的這一世，但他毫無困難地完成了這個任務。

「我認得我兒子。他是我哥哥……沒錯，他是胡安（**Juan**）……真的是太美好了！」他之前是修士時，就曾經在修道院長身上找到自己的哥哥，現在又找到了另一次連結。雖然到目前為止的前世回溯中，兩人從來不是戀人的關係，但胡安顯然是佩德羅長久以來的靈魂伴侶，他們的靈魂緊緊相繫。

接著他沒有去看母親，而是將全副注意力集中在年輕的妻子身上。

「我們深愛著彼此，」他表示，「但我從她身上看不到自己這輩子所認識的人。我們對彼此的愛很強烈。」

他安靜了一會兒，沉浸在與年輕妻子的美好回憶中，四、五百年前的西班牙與現代大不相同，但兩人共享的深沉、親密愛意仍讓他沉醉。

佩德羅有機會再品嚐到這樣的愛嗎？法蘭西斯科的妻子也穿越數世紀的時光來到現代了嗎？如果她也轉世到這個時空，他們還能遇見嗎？

這些問題難以回答。我收回思緒，重新帶著法蘭西斯科回到新世界，繼續他的淘金之旅。

「回到港口，」我要求，「回到你從船上卸貨的那個時候，現在前往作為水手的這一生中，下一個有意義的時間點。接下來我會從三倒數到一，然後點一下你的額頭，這時你的下一個重大事件就會浮現在腦海。」

「三……二……一。你在那裡了。」

法蘭西斯科開始顫抖。

「我好冷，」他抱怨道，「但我知道那個可怕的高熱會再回來的！」他說的沒錯，沒多久，他的臉上重新開始淌出汗水。

「天殺的！」他咒罵著，「我會死的，這個病會害死我……而且其他人不管我了……他們知道我跟不上……他們知道我沒救了……我會在這個鳥不生蛋的地方完蛋。我們甚至找不到他們說一定在這的金礦。」

「你平安度過這場病了嗎？」我輕聲問道。

他沉默著，我也沒有出聲打擾。「我病死了。我沒能活著離開叢林……高燒害我送命，我沒辦法再見到我的家人了。他們會很傷心的……我的兒子，他還那麼小。」佩德羅臉上除了汗水，現在多出淚水。他感到悲傷，因為自己還這麼年輕就被最厲害的水手也無法克服的疾病折磨，最後在異鄉孤獨死去。

我讓他離開法蘭西斯科的身體。他在平靜安祥的狀態下漂浮著，高燒和疼痛不復存在，悲傷和痛苦也離他遠去。他的臉看起來平靜放鬆多了，於是我讓他好好休息。

在這段安靜的時間，我忍不住開始思索，佩德羅似乎在多個前世不停重複這個模式，被迫與所愛的人分開，承受巨大的悲傷。他穿越漫長遙遠的時空，在充滿變動與迷惘的人世間奔走，他能再與那些摯愛重聚嗎？他能找到每一個他曾深愛過的人嗎？

除了失去，佩德羅的前世似乎也有其他重複的主題。在這次回溯裡，他想起身為西班牙人的前世，但他也曾是一名英國士兵，在試圖攻下敵方要塞時，被西班牙士兵殺害。他曾是男性，也曾經是女性；他曾在戰場殺敵，也曾擔任聖職為神服務；他曾失去過親人，也曾在前世找到他們。

在他作為修士的那一世結束後，佩德羅曾在自己靈性兄弟的環繞下，回顧這一世所學到的教訓。

「原諒是如此重要，」他那時這麼告訴我，「我們都曾經犯下自己譴責他人的罪行……我們必須原諒他們。」

他的生命確實是這個箴言的映照，為了要真的瞭解這個道理，他必須學習從各個角度體驗事物。我們都是。我們在輪迴轉世中改變宗教、種族和國籍，體驗光鮮亮麗的富裕生活和毫無尊嚴的貧窮身分，有時經歷病痛，有時享受健康。

我們必須透過這些經驗學習如何排拒所有的偏見和仇恨，那些無法學會的則會轉世到另外一個陣營，體驗對立面的感受。

英國歌手艾力・克萊普頓（Eric Clapton）為意外早逝的愛子寫了一首歌〈淚灑天堂〉（Tears in Heaven），歌詞中寫到他想知道，如果他們在天堂重遇，孩子會不會記得自己的名字？

這是所有失去摯愛的人都曾問過的問題。我們要怎麼認出所愛的人呢？我們能認出他們嗎？那他們會不會認得我們？不管是人間或者是天堂，我們真的能重逢嗎？如果可以，那又會是什麼時候？

我的許多病人似乎都能認出摯愛之人。當他們回溯體驗前世時，他們只要看進靈魂伴侶的眼睛，就能準確無誤地認出對方。不管是在天堂還是人間，他們都能用感受到的振動或能量來與深愛之人相認。他們似乎能看進靈魂更深的地方，從內在、從心靈確認對方的身分。連結就這麼建立了。

因為通常是心靈之眼最先看見，所以語言是無法描述這種靈魂相認的確信，那份確信裡沒有猶疑或困惑。即使對方的外貌和今生大不相同，靈魂不會改變。靈魂能夠被認出，而且這樣的識別基於完全確信且沒有任何疑問的。

也有的時候，在心靈有所感應之前，頭腦反而能先辨識出靈魂。這類現象最常在嬰兒或幼童身上發生，他們會展現出特殊的外觀、舉動或行為，說出特定的話語或用詞，讓身邊的人因此在孩子身上認出摯愛的父母或祖父母。他們可能身上有和已逝至親相同的傷疤或胎記，也可能會用只有他們才用的特殊方式看著你或牽你的手，於是你就知道了。

當然，天堂裡的靈魂沒有胎記。艾力．克萊普頓在歌裡不停問著兒子，你會幫助我嗎？你會牽我的手嗎？你會攙扶我站起來嗎？

在沒有肉體束縛的天堂裡，靈魂的相認可能透過內在知覺發生，你感應到所愛之人的特殊能量、光芒或振動，你感覺到他們——用你的心感覺。那是一種深層直覺的智慧，你會完全且立即認出對方，而他們也可能會用各種方式幫助你，像是顯現和你最後一次共享生命時所使用的肉體形象，通常看起來就像還在世的時候，只是更年輕、更健康了。

克萊普頓在歌裡說，他會在通往天堂的門後找到平靜。

不論是那道門是通往天堂，通往和所愛之人共同經歷的前世，又或者是和他們一起共度的未來，你必須知道你並不孤獨。你愛的人會知道你的名字，他們會握著你的手，他們會把平靜和療癒帶到你的心裡。

從我經歷過深度催眠的病人身上，我一次又一次學習到，死亡並不是意外。當嬰兒或是幼童去世時，我們會因此得到一個寶貴的學習機會。他們是我們的老師，藉此教導我們什麼是真正的價值、什麼是真正重要的事，還有最重要的是，什麼是真正的愛。

最艱難的時刻往往能帶來最重要的課題學習。

第十三章 能量的強大之處

我們的出生不過是沉睡和遺忘；
和我們一同升起的靈，我們生命的星辰，
曾在另一處墜落，
又跨越漫長距離來到這裡，
並沒有完全遺忘，
也不是身無一物，
我們是曳著榮耀的彩雲
自如家園般的神那裡而來。
天堂圍繞著我們的幼年！

——英國詩人　威廉・華茲渥斯（William Wordsworth）

伊莉莎白已經成功地回溯了好幾場前世，但喪親的悲痛仍然折磨著她。在理智層面，她開始接受靈魂不死的概念，也開始相信意識能在轉世的肉體中延續。她也在探索前世的旅途中，體驗到與靈魂伴侶重聚的滋味。但這些回憶並不能把她的母親帶回來，她還是不能實際**接觸**到母親，不能擁抱她，也不能和她說話。她深深想念著母親。

今天在伊莉莎白走進診療室以後，我決定要嘗試個不一樣的方法。這個方法我在其他病人身上用過，每個人反應不太一樣，但大致上能達到正面效果。一開始，我像平常一樣帶領她進入深度放鬆狀態。接著我要她想像一座美麗的花園，想像自己走進那座花園，坐下來休息。在她休息的時候，我告訴她將有位訪客和她一起享受這座花園，她可以用念頭、聲音、畫面、感受或任何方式來和這位訪客溝通。接下來伊莉莎白所體驗到的一切，就完全取決於她個人的心智，我不會引導與介入。

伊莉莎白全身放鬆地躺在熟悉的皮製躺椅上，很快進入平靜的催眠狀態，我接著從十倒數到一，讓她進入更深的催眠狀態。她想像自己走下迴旋階梯，來到最後一階時，花園出現在她眼前，於是她走進花園，找到休憩的位置。接著像上面的描述一樣，我告訴她將有訪客到來，然後我們開始等待。

沒過多久，伊莉莎白發現有一團美麗的光芒正在接近，接著在安靜的診療室內輕輕哭了起來。

「妳怎麼哭了？」我問。

「那是我媽媽……我可以在光芒中看到她。她看起來好美，好年輕。」接下來她直接對著母親說「能見到妳太好了」，臉上同時掛著笑容和淚水。

「妳可以和她說話，妳們可以溝通，」我在旁邊提醒，接著就閉上了嘴，因為我不想打擾她們的重逢。伊莉莎白現在不是在回憶過去，也不是在重新體驗曾經發生的事件，現在發生的是新的體驗。

和母親的會面正在伊莉莎白的意識中發生，生動真實，充滿動人情感。雖然重逢發生在意識中，但產生感受的強烈程度能為她的經驗增添真實性，也為她的悲痛打開療癒的機會。

我們一起靜靜地坐了好幾分鐘，只有伊莉莎白偶爾發出的幾聲輕嘆打破了沉默。有時她的臉上會滾下淚珠，但更多的是微笑。最後，她終於開口說話了。

「她走了。」伊莉莎白非常平靜地說，「她必須得離開，但她會再回來。」

接下來我們繼續談話，但伊莉莎白還是保持著深度放鬆的狀態，眼睛也仍然閉著。

「她和妳聊過了嗎？」我問。

「是的，她告訴我很多事。她要我相信自己。她說，『相信妳自己，我已經把妳需要的一切都教給妳了！』」

「妳知道這是什麼意思嗎？」

「意思是我必須相信我自己的感受，不要總是受別人的影響……尤其是**男人**的影響。」她堅定回道。

「她說我之前被男人利用是因為我不夠相信自己，是我縱容他們利用我。我把太多力量讓渡給他們，因此削弱了自己的力量。我必須停止這麼做。」

「『我們都是一樣的，』她這麼告訴我，『靈魂並沒有性別，妳和這個宇宙中所有的靈魂一樣既美麗又強壯。別忘了這一點，不要受外表的迷惑。』她是這麼說的。」

「她還說了其他事嗎？」

「有，她不只說了這些，」她回答道，但沒有詳加說明。

「所以是什麼？」我鼓勵她進一步解釋。

「她說她非常愛我，」伊莉莎白輕柔地說，「她說她很好。她現在在另一個世界幫助很多靈魂……但她還是會永遠支持我……她還說了一件事。」

「是什麼？」

「要有耐心。有一件事很快就要發生了，這是一件很重要的事。我一定要相信自己。」

「會發生什麼事？」

「我不知道。」她輕聲回答，「但等它發生時，我會相信自己。」她這麼說的時候，流露出一股我從未在她身上看過的堅毅。

我坐在《菲爾多納修秀》（*The Phil Donahue Show*）節目的休息室裡，見證了一個驚人到幾乎不真實的場景：來自英國四十一歲的珍妮・柯凱兒（Jenny Cockell）和她七十五歲的兒子桑尼（Sonny）和六十九歲的女兒菲莉絲（Phyllis）坐在一起。比起轟動的布萊蒂・墨菲（Bridey Murphy）轉世案例，他們的故事更動人，也更可信。

從珍妮很小的時候開始，她就知道自己有個很近的前世，在那一世，她驟然過世，留下了八個無依無靠的孩子。她還記得二十世紀初期愛爾蘭鄉間生活的許多細節，知道自己那一世的名字是瑪麗（Mary）。

珍妮的家人對她說的這些事並不排斥，甚至給予正面回應，但他們沒有足夠的資金和心力去追查孩子口中的驚人故事，確認數十年前是否真有這一名女性，在愛爾蘭度過受貧困壓迫的短暫生命。因此，珍妮在成長的過程中，從來不知道自己記得的逼真細節到底是真是假。

後來她終於長大，有足夠的資源自己追查，找到了一九三二年在產下第八個孩子後因併發症過世的瑪麗・沙頓（Mary Sutton），還有那八個孩子中的五個。經過瑪麗・沙頓的孩子確認，珍妮充滿細節的回憶中，有許多事情確實和他們知道的一致，他們似乎被說服了，相信珍妮就是他們「死去」的母親瑪麗。

這件事上了電視，也就是為什麼我會在休息室中看到他們感人的重逢。

我的腦子忍不住飄回從前，回想起六〇年代早期播放的醫療劇《班．凱西》（*Ben Casey*）的片頭。這個節目很老了，當初是在母親的鼓勵下看的。她總是不放棄用各種方式推著我走上醫生之路，這是她眾多努力中比較巧妙的一項。

《班．凱西》用好幾個世界通用的符號開場，劇中負責指導年輕班．凱西醫生的資深神經外科醫師有著穩重的聲音，便由他配著畫面讀出符號的意思：「男人（♂）……女人（♀）……出生（＊）……死亡（†）……無限（∞）。」這些符號代表生命亙古的神祕，無法解答的各種難題。我作為前世回憶專家受邀登上《多納修秀》節目，在休息室準備上臺前看到的這個故事，也許能稍微**解開**這些難倒年輕的班．凱西醫生和我們所有人的生死問題。

男人？女人？在生生世世中，我們改變了性別、宗教和種族，好從作為人的各種面向學習。人世就像學校，是我們所有人學習的場所。出生？如果我們從來沒有真的死去，那我們也不是真的重新誕生。我們是不死、神聖、無法被毀滅的存在。死亡不過是穿過一扇門走進另一個房間而已。我們一次又一次回來，為了學習特定的教訓或特質，像是愛、原諒、理解、耐心、覺察、非暴力……我們還必須擺脫某些特性，像是恐懼、憤怒、貪婪、憎恨、傲慢、自我中心，這些都來自過去的制約。當我們完成這些工作，我們就能從這所學校畢業離開。我們在這世上有大把時間可以學習和擺脫惡習。

我們是不死的；我們是無限的；我們有神的本質。

在我看著珍妮和她已垂垂老矣的孩子們互動時，我還想到了更多教訓。

「人種的是什麼，收的也是什麼。」這個業力概念幾乎出現在世界所有重要的宗教典籍中，是種古老的智慧。我們不只對自己負責，對他人、對群體甚至對這個星球，都需要負起責任。

珍妮受到她要照顧和保護孩子的渴望和責任指引，再次回到了他們身邊。我們永遠不會真正失去所愛的人。我們總是會再回來，一次又一次共同經歷人世。

愛是多麼強大、使人結合的能量。

第十四章　藉由知識，我們接近神

我的信條就是：用會讓你想要再活一次的方式去生活——那是你的責任——更何況，不管你是否這麼做，你都將再活一次！

——德國哲學家、詩人　弗里德里希·尼采（Friedrich Nietzsche）

在幫助病人透過催眠回想起前世時，有許多想像過渡的輔助技巧，其中一個常用的過渡象徵是門。我常讓病人進入深度催眠狀態後，想像正走過一道自己選擇的門，而那道門會帶領他們走進某個前世。

「想像自己站在美麗的走廊或通道中，兩端各有一扇巨大壯觀的門，這些是通往你的過去、甚至你的前世的門，能帶領你進入靈性體驗。在我從五倒數到一以後，其中一扇門就會開啟，那是一扇通往你過去的門。這扇門會將你拉進去，會吸引著你，順著那股吸力走。」

「五。門正在打開，這扇門能幫你瞭解，你這輩子難以找到喜悅幸福的阻礙是什麼，朝著那扇門走。」

「四。你正站在門前，看到門的另一邊出現美麗光芒，跨過那道門，走進光芒之中。」

「三。穿過那道光芒。現在，你來到另一個時間和另一個地方。」

「不要擔心這是想像、幻想、真實的記憶、符號、隱喻或這些東西的混合，重要的是體驗。允許自己體驗進入你意識的一切。試著不要思考、評斷或批評，就讓自己好好體驗。你腦中出現什麼都是沒問題的，你可以待會再分析。」

「二。就快到了，就快穿越那道光了。在我說出『一』的時候，你就會抵達那個地方，加入光另一邊的人們或場景。在你聽到一的時候，允許一切在你心裡浮現。」

「一！你在那裡了。往下看看你的腳，看看你穿著什麼樣的鞋子，看看你的衣服，你的皮膚，和你的手。它們看起來一樣還是不同？注意觀察細節。」

用來通往過去的過渡象徵有很多，門只是其中一種，但所有的過渡象徵都通到同一個地方：對現世處境重要的前世或靈性經驗。所以我們也可以使用載著人逆轉時間的電梯；在時間的迷霧中延伸的一條路，甚至某座實際的橋；小河、溪水或一條江，跨過就能到達位於另一端的前世；時光機，上面有可供病人操作的面板。這些都是可以用來當作通往過去的通道或過渡的象徵。在進行佩德羅的療程時，我使用的是門。

當他出現在光芒的另一端，往下看自己的腳時，他發現眼前有一座巨大的神明面罩雕像。

「祂有很長的鼻子，巨大且稜角分明的牙齒。嘴巴……嘴唇……很奇怪，又大又寬。祂的眼睛是圓形的，眼眶很深而且隔得很開。看起來有種嚴厲、不容情的樣子……這些神可以非常殘酷。」

「你怎麼知道這是神？」

「祂有很強的力量。」

「有很多神嗎？還是這是唯一的神？」

「有很多神，但這是非常強大的神……祂能控制降雨。沒有雨，我們就種不出食物。」佩德羅簡短解釋。

「你在那裡嗎？你可以看到自己嗎？」我要求他進一步觀察。

「我在那裡。我是某種祭司。我知道天堂，還有太陽、月亮和星辰。我幫忙製作曆法。」

「你在哪裡進行這些工作？」

「在一棟石造的建築裡。那裡有環繞的階梯，還有許多小小的窗戶，我們可以用這些東西來觀察和測量。這很複雜，但我很擅長，他們仰賴我的量測……我知道什麼時候會發生日月蝕。」

「這聽起來是一個高度發展的文明。」我評論道。

「不是這樣，只有天文和建築方面而已。其他部分還是充滿了迷信和落後的思想。」他澄清，「這裡還有其他利慾薰心的祭司和他們的支持者。他們利用迷信和恐懼來欺騙人民，維持他們的權力。他們還和貴族勾結，好透過他們控制軍隊。這樣的結盟是為了確保權力被掌握在少數人手中。」

佩德羅回憶起的時代和文化也許古老，但那些控制人民的手段，還有為了掌控權力和維持權力穩定所形成的政治結盟，顯然到了現代也沒有改變。人類的野心似乎從來不會消褪。

「他們怎麼運用迷信欺騙人民呢？」

「他們把大自然的現象怪到神明頭上，接著他們責怪人民惹怒神明或讓祂們不悅……這樣一來，人民就必須間接為天災負責，像是洪水、旱災、地震或火山爆發。但這一切根本不是人民的錯……也**不是**神明的錯……一切都是大自然的力量，而不是某個憤怒神明的作為……但人們不懂。他們保持無知和恐懼，因為他們覺得自己得為這些災難負責。」佩德羅停頓了一會兒，接著繼續說下去。

「把我們的問題、我們的災害怪罪到神明身上，這是不對的，這會讓祭司和貴族有太多權力。我們對於自然事件懂得比人民多，我們通常知道這些事什麼時候開始，什麼時候結束，我們瞭解大自然的循環。日月蝕是可以被計算和預測的自然事件，而不是神明降怒或想要懲罰人類……但他們就是這麼告訴人民的。」

佩德羅的語速飛快；我不用提問，他就滔滔不絕地講述各種概念。

「祭司們表現得像是他們能和神明溝通，他們告訴人民，想和神靈交流必須透過他們，只有他們才知道神明的意志。我知道這不是真的……我也是祭司。」

他沉默下來，像是在思考。

「繼續說。」我建議。

「祭司們發展出一套複雜又殘酷的獻祭系統，用來安撫神明的怒氣。」他的聲音突然變得很輕，「甚至會犧牲人命。」

「人命？」我忍不住重複。

「是的。」他低語，「他們不用常常這麼做，偶一為之就可以在人們的心中烙下深深的恐懼。他們有將人淹死的儀式，也有砍殺人的儀式……弄得好像神需要人類流血一樣！」佩德羅提高音量，聲音中顯露怒意，「他們利用恐懼的儀式操縱人民，甚至還能選擇要將誰獻祭。這讓他們擁有幾乎像神明一樣高的權力，他們可以決定人的生死。」

「你需要參與獻祭的儀式嗎？」我擔心地問。

「不用。」他回答，「我不相信他們。他們也不管我，讓我只要專心觀測和計算就好。」

「我不相信有這樣的神明。」他堅定地低聲說。

「你不相信嗎？」

「不信。神明怎麼會像人類一樣小心眼又愚蠢呢？當我觀測天空，看到日月星辰間完美的和諧時……我就會想，能造出這些的神明該有多麼聰明、睿智，祂們怎麼可能會是小心眼又愚蠢的存在呢？這一點也說不通。我們在用自己的性格捏造所謂的神明。恐懼、憤怒、嫉妒和憎恨，這些都是我們的特質，但我們把這些特質投射到神明身上。我相信真正的神一定超越了這些人類的情緒。真正的神不需要人們為祂們進行儀式或獻祭。」

佩德羅這個古老前世有著深邃的智慧，即使話題禁忌也能侃侃而談，而且看來一點也不疲倦，所以我決定往前推進一下。

「你後來有成為具有影響力的祭司嗎？」我問。「你在這一世最後有獲得實權嗎？」

「不，我沒有。」他回答，「但如果我能夠掌權，我不會用那樣的方式統治人民。我會教育他們，我會讓他們自己學習。我會停止獻祭儀式。」

「但祭司和貴族可能會因此失去權力，」我提出反面意見，「如果人們不再聽上位者的話怎麼辦？」

「不會的，」他說，「真正的力量來自知識。真正的智慧則是以關懷和善意運用那些知識。人們現在是無知的，但他們可以改變，他們並不笨。」

這個遠古的祭司正在教導我關於靈性的政治學，我能感覺到他的話語蘊含著真理。

「繼續說。」我在他再度沉默之後，開口要求。

「我沒有其他要說的了，」佩德羅回答，「我已經離開了那副身體，現在在休息。」

這讓我嚇了一跳。我沒有要求他離開這一世，他還沒有體驗這一世的死亡，也沒有發生會讓他不受控制脫離的擾人或創傷性事件。但我接著想起他一開始進入這一世的方式也不尋常，那時他站在巨大雨神石像的臉上，與神明對視。

也許繼續檢視這一世無法帶來更多新的教訓，而佩德羅的高我清楚且明白這一點，於是他就離開了。

可惜他沒能成為英明的統治者。

一九九二年十一月，教會終於洗清伽利略「強烈異端」的罪名，他發表的地球並非宇宙中心而是繞著太陽運轉的理論，不再被認定是異端邪說。為伽利略洗脫罪名的調查在一九八〇年開始，持續了十二年半，才讓一六三三年錯誤的宗教判決，過了三百五十九年後終於逆轉。不幸的是，封閉的思想通常需要更長的時間來打開。

所有的大型組織似乎都會變得封閉、僵化。那些從不質疑自己的假設和信念系統的個人，也同樣把自己封閉了起來。當這些人的腦袋被陳舊的信念和從未檢視過的概念占據，他們要怎麼接受新的觀察和知識呢？

多年以前，在深度催眠狀態下的凱瑟琳告訴我，「我們的任務是要學習，透過知識成為接近神的存在。我們知道的太少了……藉著知識我們接近神，然後我們能得到休息，接著我們回來教導和幫助他人。」

心智只有在抱持開放態度時，才能接受知識進入其中。

第十五章 一切自有安排

我知道自己是不朽的。
毫無疑問，我自己曾死過千萬次。
我對於你們所謂的消亡一笑置之，我明白時間的廣闊。

——美國詩人 華特・惠特曼（Walt Whitman）

夢有很多功能，像是幫助我們消化、整合白天發生的經歷。它通常會用象徵和隱喻的方式提供線索，幫助我們解決日常生活中遇到的各類問題，包括關係、恐懼、工作、情感、疾病等各個方面。

夢還能幫助我們實現渴望和目標，即使不能在現實生活中辦到，至少也能帶來某種形式的願望成真感受。夢能幫助我們審視過往事件，提醒我們當下是否有互相呼應的情節發生，它們將像是焦慮等刺激源以其他形式掩藏起來，避免我們在睡眠中驚醒，無法得到休息。

夢還有更深層的功能。它能提供一條通道，幫助我們取回受到壓抑或淡忘的久遠回憶，無論是童年、嬰兒時期到子宮內時期的經歷，甚至是前世記憶。前世記憶的碎片往往會在夢境狀態中浮現，特別是當夢中出現的場景是在作夢者出生前許多年，甚至數個世紀時，更有可能是前世的回憶。

夢境也可能有通靈或預知的功用，有些特殊夢境尤其能預測未來。當然，這樣的預測不見得準確，因為未來受到種種可能性和必然性的相互影響，每個人對於詮釋夢境的能力也有很大的差異。不管來自何種文化和背景，世界各地的人幾乎都有這些通靈或預知夢的經驗。然而，許多人真正遇到夢境成真時，還是會感到非常震驚。

另一種通靈夢則是夢到自己和在遠方的人溝通，溝通的對象也許尚在人世只是距離遙遠，但也可能是逝者的靈魂或意識，像是親人或親近的朋友，也有的時候溝通的對象是天使靈體、老師或引導。這類夢境中的訊息通常都十分感人也非常重要。

另外常常出現的是「旅行」的夢境，作夢的人在夢裡會去到從來沒有去過的地方，而且之後在現實中驗證自己夢到的細節。當作夢的人在幾個月、甚至幾年後真的去到了夢裡造訪的地方時，可能會有一種似曾相識或親切的感覺。

還有的時候，夢中的旅者造訪之地會看起來不像地球。這些夢境不只是夜裡的想像而已，它們可以是神祕或靈性的體驗，趁著自我意識和認知防衛在睡眠時稍微放鬆，因而透過夢境進入人的心靈中。這類旅行之夢所饋贈的知識和智慧具有能夠轉化生命的力量。

而這一天，在日光漸漸滲入黑夜，早晨即將來臨時，伊莉莎白就做了一個這樣的夢。

比約好時間早到的伊莉莎白踩著輕快腳步踏進診療室，急著告訴我她前天晚上做的夢。她的樣子前所未有地放鬆，焦慮程度也大大減輕了。她告訴我，同事們也說她看起來更有精神，人變得更溫和有耐心，甚至比她喪母前還要和善。

「這不是我平常做的那種夢，」她強調，「這次的夢境更逼真鮮明，我到現在還記得所有細節。你知道的，我通常很快就會忘記夢境。」

我一直鼓勵伊莉莎白在醒來後立刻記錄下自己的夢境，建議她在床旁邊放一本夢境日誌，起床後立刻快速把記得的東西寫在日誌裡，這通常對加強記憶很有幫助。如果不這麼做，夢境的內容很快就會從記憶消失。伊莉莎白對於記錄夢境興致缺缺，所以通常等她來到診療室時，就已經完全忘記了，最多也只能記得一些片段。

但這個夢境不同，一切都生動鮮明，在她的腦海中留下烙印。

「一開始，我走進一個很大的房間，那裡沒有窗戶、沒有檯燈也沒有吊燈，但牆壁不知道為什麼在發光，發出的光足以照亮整個房間。」

「牆壁會燙嗎？」我問。

「我覺得不會，牆壁發出的是光，而不是熱。但我沒有去碰牆壁。」

「妳在房間裡還注意到什麼？」

「我知道那裡是某種圖書館，但我沒看到任何書架或書。在房間的角落有個斯芬克斯（Sphinx）像，雕像兩邊各有一張看起來很老舊的椅子，像是來自久遠以前，設計看起來不是現代，幾乎像是用石頭或大理石做成的王座。」她安靜了一下，眼睛向左上看，回憶夢裡古老椅子的樣子。

「妳覺得斯芬克斯像為什麼會在那裡？」我問道。

「我不知道。也許因為圖書館是幫助人理解奧祕的地方。我想起希臘神話中的斯芬克斯之謎，什麼東西早晨用四條腿走路，中午用兩條腿走路，晚上用三條腿走路？答案是人。嬰兒用四肢爬行，接著長為成人，最後老年需要用拐杖輔助走路。也許這和那個謎題有關，又或者只是和謎題這個概念有關。」

「也許，」我同意道，腦子想到伊底帕斯（Oedipus）的故事，和自己初次聽到這個謎語的情景，「但也可能還有別的意思，」我補充。「例如，也許斯芬克斯在某個層面上暗示了圖書館的性質，又或者和圖書館的結構和位置有關？」心智編織的夢境有時非常複雜。

「我在那裡的時間不夠，沒辦法知道這麼多。」她回答。

「房間裡還有其他東西嗎？」

「有的，」她馬上回道，「附近有個人，穿著一件白色長袍，我猜他是圖書館員。他能決定誰有權進去房間，誰又無權進入。不知道為什麼，我進得去。」

這時我過於實際的頭腦終於忍不住插話。

「怎樣的圖書館會沒有書呢？」我脫口而出。

「這就是最奇怪的地方，」她開始解釋。「我只需要把手臂伸出來，掌心朝上，我需要的書就會出現在我手中！只要一瞬間，書就會完全變出來，就像它直接從牆裡流出來，在我手裡凝結成形了一樣。」

「妳收到了怎樣的書？」

「我不記得細節，但是一本和我、和我經歷過的生生世世有關的書。我不敢打開。」

「妳在害怕什麼？」

「我不知道。我怕裡面可能會有不好的事，會讓我感到羞恥的事。」

「圖書館員有幫忙嗎？」

「不算吧，他只是笑了起來，然後說『玫瑰會因為有刺感到羞恥嗎？』然後又笑了一會兒。」

「接著發生了什麼事？」

「他把我帶出去了，但我覺得自己終究能明白他的意思的，到時候，我就會回來，不會害怕讀這本關於自己的書了。」她沉默下來，像在深思著什麼。

「夢在這裡結束了嗎？」我探問。

「沒有，在離開圖書館以後，我到一個教室上課，那裡還有大概十五或二十個學生。其中有一個年輕的男人看起來很親切，就像他是我的兄弟一樣……但他不是查爾斯（Charles）。」查爾斯是她這輩子的哥哥，住在加州。

「妳上的是什麼課？」

「我不知道。」

「還有嗎？」我問。

她遲疑著回答道，「還有。」

我很好奇她為什麼現在才開始遲疑，她先前描述的夢境場景也很不尋常，但似乎不顯尷尬。

「有一位老師出現了，」她繼續說道，聲音變得很低，得仔細聽才聽得見，「他有一雙非常有穿透性的棕色眼睛，他的眼睛有時會變成美麗的紫色，然後又變回棕色。他很高，身上只穿一件白色長袍，赤著腳……他走到我面前，凝視著我的眼睛。」

「然後呢？」

「我感受到一股不可思議的愛，我知道一切都會沒事，我經歷的每件事都是某個計畫的一部分，這個計畫是完美的。」

「是他這麼說的嗎？」

「不是，他不用開口。事實上，他一句話也沒說，但我就是感覺到了，而且這些感受像是從他那裡來的。我可以感覺到一切。我知道了一切。我知道沒什麼好怕的……再也不用害怕了……然後他就走了。」

「還有其他的嗎？」

「我覺得很輕。我記得的最後一件事就是我漂浮在雲裡。我感覺自己被深深愛著，非常安全……然後我就醒了。」

「妳現在覺得如何？」

「我覺得不錯，但這個感覺在消褪。我記得夢裡發生的所有事，但感覺開始變淡了，來這裡的糟糕路況讓這個感覺消失得更快。」

再一次，日常生活阻礙了玄妙的體驗。

我曾收過一位女士的來信，信裡感謝我寫了第一本書。她說書裡的資訊讓她理解並接受自己曾做過的兩個夢，這兩個夢相隔了二十年。颶風安德魯來襲時，我的辦公室被摧毀，她的信也毀了，但信的內容我到現在還深深記得。

她從還是小女孩的時候，就知道自己未來會有一個叫大衛（David）的特殊孩子。後來她長大結婚，生了兩個女兒，但沒有兒子。等到她三十好幾時，她變得非常憂慮，該來的大衛怎麼沒有出現呢？

後來，有天她做了個鮮明的夢，一個天使來到她面前，告訴她，「妳可以有個兒子，但他只能陪伴妳十九年半，這樣妳能接受嗎？」

她答應了。

過了幾個月，她就懷孕了，很快大衛就來到人世。他確實是很特別的孩子，善良、體貼而且溫暖可愛。「他有個老靈魂。」她總是這麼描述他。

她從來沒有告訴大衛那個夢，也沒有提過自己和天使的約定。後來，大衛在十九歲半時，因為一種罕見的腦癌過世了。她感到內疚、悲慟、被哀傷擊倒，完全無法平復。她怪自己為什麼要接受天使的提議，大衛會死，是不是她的錯？

但在大衛過世後一個月，她又做了個逼真的夢，這次大衛和天使一起出現，並且對她說話。

「別傷心，」他說，「我愛妳。是我選擇了妳，不是妳選擇我。」

於是，她懂了。

第十六章　找尋真正的安全感

這是另一個有力證據，證明人們在出生前就知曉許多事物：年紀輕輕的幼兒能以驚人的速度吸收數不清的事實，這表示他們並不是第一次學到這些事，而是在重新回想、重新取回記憶。

——羅馬哲學家　馬庫斯・西賽羅（Marcus Cicero）

我為眼前發生的事感到困惑。佩德羅像平常一樣，在意識中走過一道門，進入另一個時空。他的眼球在眼皮下滾動，我可以看得出來他正在觀察著什麼。

「現在你可以開始說話，」我告訴他，「同時你也能保持深度的催眠狀態，持續觀察和體驗。告訴我，你看到什麼？」

「我看到我自己，」佩德羅回答道，「我躺在夜晚的草地上，空氣清涼、乾淨……我看到很多星星。」

「你一個人嗎？」

「對，旁邊沒有別人。」

「你看起來是什麼樣子？」我問道，試著取得更多細節，好瞭解他這次回溯的時空背景。

「我是我自己……大概十二歲的時候……我的頭髮很短。」

「你是你自己？」我提出問題時，並沒有意識到佩德羅回到了兒時，而不是另一個前世。

「對，」他簡短回答，「我回到墨西哥，自己還是個小男孩的時候。」

我這才明白過來，於是轉換方向，準備詢問他的感受，這能幫助我找出他的意識在龐大的回憶庫中選擇這段記憶的原因。

「你覺得如何？」

「我覺得很開心。夜空有種非常寧靜的感覺，星星對我來說，總是顯得親切友善……我喜歡認星座，看著星座隨著季節變換，在天空中移動位置。」

「你是從學校學這些關於星星的知識的嗎？」

「不算，只有一點點吧。我會自己讀跟星星有關的書，但我還是最喜歡看星星了。」

「你家裡有其他人也喜歡看星星嗎？」

「沒有，」他回答，「只有我。」

我決定將說話對象轉換為他更高層的自性或智性，邀請他啟用更廣闊的視角來理解這段回憶的重要性——我不再以為說話對象是十二歲的佩德羅了。

「夜空的記憶為什麼對你來說很重要？」我問。「你的心智為什麼特別挑了這段回憶呢？」

他沉默了一會兒，臉上的稜線在午後的陽光中柔軟下來。

「星星對我來說是禮物，」他輕聲開口，「它們是安慰，是我曾欣賞過的交響樂，能滌淨我的靈魂，提醒我遺忘的那些重要事物。而且不只這樣，」他接下來的話語變得更加高深，「它們還是引領我追隨命運的道途……緩慢但確定……

我必須保持耐心，不要阻礙它們的安排。時間已經定好了。」他再次陷入沉默。

我一邊讓他好好休息，腦子裡突然冒出一個想法。夜空存在的歷史比人類長久多了，某種層面上來說，我們每個人不都聽過這首古老的交響樂嗎？我們每個人的命運是否都受到它們的引導呢？接著我又冒出了一個想法，字面的意思雖然很清楚，但我不懂它要對我表達什麼：我也必須保持耐心，不要阻礙佩德羅的命運安排。

這個想法像一個指示般在我腦中出現。事後我才知道，這是一個預言。

關於生死甚至是心理治療，我有著許多老舊信念，而伊莉莎白和佩德羅這類病人往往會逼著我重新檢視，好更新自己的想法。我開始每天冥想，或至少空出時間沉思。在這些處於深度放鬆狀態的時間裡，想法、影像和概念常常會突然進入我的意識。

某一天，有個帶著急迫性的訊息進入我的腦袋，要我仔細檢查病人的病例，特別是那些長期接受治療的病人。不知道為什麼，我現在可以更清楚地看見他們的情況，而這股清明也能讓我更瞭解自己。

那些前來尋求前世回溯療法，或者向我學習視覺化技巧或接受靈性諮商的新病人們，情況都非常良好，但其他病人呢？那些在我的書出版前就找我進行治療的病人們，他們現在如何？我能更清楚地評估他們的情況嗎？這又能如何幫助我看清自己呢？

後來我的盤查果然讓我學到很多。我發現自己在和許多長期病人進行療程的時候，不再扮演老師的角色，而是成為一種習慣或一根拐杖。有許多病人對我產生依賴性，而我沒有激勵他們變得獨立，而是接受了這個角色。

因為我對他們也產生了依賴。他們付錢，稱讚我，讓我覺得自己對他們而言不可或缺，強化社會對於醫生幾乎是神的刻板印象，我必須面對自己的小我。

我開始詳細檢視自己有哪些恐懼。首先是安全感。

金錢不好也不壞，有時確實非常重要，但金錢本身無法產生真正的安全感。

我需要更多信心。為了讓自己願意冒險，全心投入正確的行動，我必須相信自己安全無虞。我檢視自己的價值，瞭解我的人生中哪些事情至關重要，而哪些事無須在意。在我重新檢視並整理自己的信念和價值之後，我對金錢和安全感的憂慮就消失了，像在陽光下蒸發的露水一樣。我感到很安全。

我也檢視了自己想要感到無法取代與被重視的渴望，這是另一種小我的幻象。我提醒自己，我們都是靈性的存在，雖然我們看起來各不相同，但內在的靈魂都是一樣的。我們每一個人都非常重要。

我想要感覺自己特殊和被愛的需求，只能在靈性層面上被真正滿足，必須來自我的內心深處，來自我內在的神性。我的家人確實能提供幫助，但也只能幫到某個程度而已。不管如何，我不應該把這些需求投射到病人身上。我可以教導他們，他們也可以教導我，我們可以互相幫助，但我們永遠不可能滿足彼此最深層的需求，這樣的追尋只能在靈性層面實現。

醫師是受過高度訓練的老師和治療師，但絕對不是像神一樣的存在。我們不過是透過訓練的專業人士而已。醫師和社會裡所有助人者一樣，我們都是同個輪子上的輪輻。

人們常常會躲在專業標籤和為自己建立的表象中（醫生、律師、議員等），然而這些東西多半是我們到二十歲或三十歲之後才為自己穿上的外衣。我們必須時時提醒自己，去除這些頭銜和表象的自己到底是誰。

這不只代表大家都能夠**成爲**有愛和充滿靈性的人，或是要努力存好心、做善事，變得充滿寧靜喜悅。我們都早已**是**那樣的人了！我們不過是忘了，而且我們的小我似乎在阻礙我們回想起這件事。

我們的視野受到遮蔽，價值觀上下顛倒。

許多精神科醫師曾對我告解，覺得自己被病人的感受「困住」了，失去了助人的喜悅。這種時候我會提醒他們別忘記自己也是靈性的存在，真正讓人受困的是不安全感和小我。因為他們也需要勇氣去冒險，毫無保留地打開自己，躍入健康和喜悅之中。

第十七章　靈魂之間的無形連繫

我們走過不同的路，來到了同一個地方。我不覺得我們曾經遇見，也不覺得似曾相識。我不認為我在西元一二〇六年騎著馬經過海邊時，站在薰衣草田中的是你，也不認為當時在邊境苦戰時，你曾在我身邊並肩。甚至百年之前在加拉廷（Gallatins），和我一起躺在某個山間小鎮的銀綠草地上的，也不是你。從你毫不費力撐起華服的風度，在精緻餐廳中與侍者對話的談吐，我可以看出，你來的一路上必然穿過了宏偉的教堂和城堡，經歷了帝國的優雅和輝煌。

——美國作家　羅伯特．詹姆斯．華勒（Robert James Waller）

當我從十倒數到一以後，伊莉莎白已進入了深度催眠狀態，她的眼睛在眼皮下轉動著，身體放鬆地沉進躺椅，呼吸進入一種緩慢的節奏，意識已準備好要穿越時空。

我這次用平靜的山中小溪作為進入遙遠過往的引子，帶著她緩慢回到過去。她跨過小溪，踏入美麗的光中，當她越過這道光後，就會進入古老前世的時空。

「我穿著涼鞋，」我要求她看看自己的腳後，她這麼描述道，「在腳踝上面有綁帶，我穿著一件用不同長度的布料做成的白色洋裝，外面再罩上某種紗布，蓋到我的腳踝。洋裝的袖子很寬，長度到我的手肘。我的手臂在不同的位置戴著三道金手環。」她的觀察很仔細生動。

「我的頭髮是深棕色的，很長，披散在我肩後……我的眼睛也是棕色的……皮膚是淺褐色。」

「妳是個女孩？」我假設問道。

「是的。」她耐心回答。

「妳大概幾歲？」

「大概十四歲。」

「妳是做什麼的？妳住哪？」我沒等她回答，連續拋出了兩個問題。

「我在神殿的庭院，為神廟工作，」她回答，「我在受訓成為治療師，要成為祭司們的助手。」

「妳知道那個地方叫什麼名字嗎？」我問。

「這裡是埃及……很久以前的埃及。」

「妳知道年份嗎？」

「我不知道，」她回答，「我沒看到年份……但這是很久以前……很久很久以前。」

我於是重新問起她在這個古老前世的記憶和體驗。

「妳是怎麼得到受訓機會，成為治療師與祭司一起工作的？」

「是祭司們選中我，其他人也是他們選的。我們全部都根據天賦和能力被挑選出來……祭司們從我們很小的時候就能看出這些。」

我想進一步瞭解這個挑選流程，「祭司們要怎麼知道妳的天賦呢？他們在學校進行觀察，還是參考孩子父母的意見？」

「噢，不是這樣，」她糾正我，「他們是用直覺知道的，他們很有智慧。他們知道誰對數字有天分，應該成為工程師、計算師或會計。他們知道誰能夠寫作和抄寫。而誰有軍事潛力，應該接受帶兵的訓練。他們也知道，誰能成為好的管理者，這些人會受訓成為總督和官員。他們還知道誰有療癒和直覺的天賦，這些人就會訓練成為治療師、參謀甚至祭司。」

「所以祭司們可以決定人們要接受怎樣的訓練，從事怎樣的職業。」我歸納出結論。

「沒錯，」她表示同意。「在孩子年紀很小時，就由祭司預言出這個孩子的天賦和潛力，這會決定他所受的訓練……孩子無法選擇。」

「所以每個人都有機會接受這些訓練嗎？」

「噢，不是這樣的，」她表示反對，「只有出身貴族，和法老有關係的才能受訓。」

「那妳一定和法老有關係囉？」

「是，但他的親族很龐大，即使是遠房表親也會被認定屬於他的家族。」

「那麼，那些很有天賦但和法老沒關係的人呢？」我問道，出於好奇，我很想多瞭解一下這個親族遴選機制。

「他們也能得到某些訓練，」她再次耐心對我解釋，「但他們的發展會受限……頂多成為領導者的助手，而領導者還是由皇室的家族成員擔任。」

「妳是法老的親戚嗎？」我問。

「我是表親……關係不算近。」

「但近到妳能受訓了。」我補充。

「是的。」她答道。

雖然原本排在伊莉莎白之後的病人取消了預約，我們的時間非常充裕，但還是決定放下了這個話題。

「妳的身邊有家人嗎？」

「有，是我的哥哥。我們感情很好，他大我兩歲。他也被選上，受訓成為治療師和祭司，所以我們一起住在這裡。我們的父母住得有點遠，所以我覺得有哥哥在身邊很好……我現在可以看到他。」

我決定冒險打斷她目前的視角，試圖尋找這一世有沒有什麼線索，能用來更瞭解伊莉莎白的親密關係問題。「仔細看看他的臉，看進他的眼睛，看看妳能不能從他身上認出妳這輩子認識的人？」

她露出仔細觀察的神色，「認不出來，」她悲傷地說，「我認不出他來。」

我本來有點期待她能認出親愛的母親，或是她的哥哥或父親，但她沒有認出任何人。

「現在把時間往前，去往這位埃及女孩人生中下一個重要的事件。妳會記起一切。」她把時間往前。

「我現在十八歲了，哥哥和我現在能力強多了，他穿著一件有白色和金色的裙子，長度到膝蓋上方……他很英俊。」她描述道。

「能力強多了是什麼意思？」我詢問著，試著將她的注意力帶回訓練這個主題上。

「我們學會了更多技能，現在在學習怎麼使用特殊的治療棒，等我們精通這門技術，就能大大加快身體組織和四肢的再生速度。」她停頓了一會兒，像是在研究手上的治療棒。

「這些棒子上有一種液態的能量在流動……能量會被集中到再生的點上……可以用這個方法重新長出四肢，治好受傷的組織，甚至治好快要壞死或已經壞死的組織。」

我驚訝得說不出話來，這可是連現代醫學都無法達成的奇蹟。當然，大自然可以，像是蠑螈和蜥蜴都有切除四肢或尾巴再重新長出的能力。最新的脊髓創傷研究才剛在控制環境下取得神經再生的初步成果，但根據伊莉莎白的說法，四、五千年前的那個地方就已經可以用治療棒引導四肢和組織再生了。

然而，她無法說明這些棒子運作的細節，只能大概說明是能量在運作。伊莉莎白沒有足以理解和解釋這類現象的恰當語彙和心理概念。

她再度開口，她的話讓我明白了她為何無法進一步解釋。

「至少他們是這樣告訴我的，我很年輕，又是女孩，所以我雖然有拿過治療棒，但從來沒有看過它實際運作。我沒看過它怎麼讓組織和四肢再生……但我哥哥看過。他們讓他看，而且等他大一點以後，他也可以取得這個再生的知識。我的訓練結束得比較早，他們不會讓我學到那個層級，因為我是女性。」她解釋。

「他可以取得再生的知識，但妳沒辦法？」我問道。

「沒錯，」她評論，「他可以知道更高層的祕密，但我不行。」

她停頓了一下，然後補充，「我並不嫉妒他，這是傳統……愚蠢的傳統，因為我治療的能力比很多男人都強。」

她的聲音突然變得很輕。

「但他還是會把那些祕密都告訴我……他答應我了。他還會教我怎麼使用治療棒。他偷偷跟我解釋很多事……他還告訴我他們試著要復活剛死不久的人！」

「有人死了？」我忍不住問。

「沒錯，但這只能在死了不久後馬上進行才有用。」她補充。

「他們是怎麼做的？」

「我不知道……他們會用好幾根治療棒，還要念一種特別的咒語，身體必須以特定的方式擺放。還有其他細節，但我不知道……等哥哥知道了，他就會告訴我了。」她不再解釋了。

我腦中邏輯掌控的那塊告訴我，所謂被復活的死人，可能不過是**瀕死**而已，就像那些從瀕死經驗中甦醒的病人一樣。畢竟那時的技術不足以監控腦波，他們無從得知大腦是否停止活動，而在現代醫學中，腦死才代表死亡。我直覺的部分告訴自己必須保持開放的心態，有可能有其他的解釋方式，只是我現在的認知還不足以理解而已。

伊莉莎白依舊保持沉默，因此我繼續發問。

「除了這個，妳還進行其他形式的療癒工作嗎？」我問她。

「有很多形式，」她回道。「其中一種是用手，我們觸碰需要治療的身體部位，透過我們的手將能量直接注入……有些治療師甚至不用真的碰到身體。我們把手擺在病人身體上方，找尋發熱的部位，將熱氣分散，使能量平緩，在分散熱氣時必須將其一步步導離身體，而不只是在身體附近進行。」她解釋。她的語速變得很快，描述著各種古老治療手法的形式。

「還有些人能進行精神治療，他們能看到心智裡有問題的區域，傳送精神能量到那裡進行療癒。這個我還做不到，」她補充，「但我之後會學。」

「有些人會用食指和中指一起觸碰病人的脈搏，將能量直接送到血流中。你可以用這種方式治療內臟，還能看到潔淨身體的能量從腳趾流出。」伊莉莎白持續快速說著話，解釋也越來越詳細。

「我現在正在學如何引導人們進入非常深層的催眠狀態，讓他們也能見證療癒過程的發生，以便他們在心靈層面完成療癒轉化。我們會給病人喝草藥，好加深催眠狀態。」她停頓了一下。

除了草藥以外，她描述的最後一項技巧和我與其他醫者所使用的催眠視覺化技巧非常類似，原來古早時代就有我們到二十世紀晚期才開始使用的促進療癒的手法。

「還有其他方法嗎？」我問道。

「需要訴諸神力的方法只有祭司才能夠使用，」她回答，「那些對我來說是禁忌。」

「禁忌？」

「沒錯，因為女人是不能成為祭司的。我們能成為治療師來輔助祭司，但我們不能擔任他們的職務……嗯，是有一些女性稱自己為女祭司，她們在各類儀式中彈奏樂器，但她們沒有力量。」她的語氣中流露出一絲譏嘲，補充道，「她們不過是樂師，就像我是治療師一樣。她們稱不上祭司，就連哈索爾（Hathor）也會嘲笑她們。」

哈索爾是埃及掌管愛、歡笑和喜悅的神，同時也是節慶和舞蹈的女神。伊莉莎白說不定也記得哈索爾更不為人知的面向：女性的護衛者和守護神，而哈索爾對這些女祭司發出嘲笑，正反映出她們好聽頭銜下的空洞無力。

伊莉莎白再次陷入沉默，我這時心思忍不住飄走，聯想到當代情景。過了這麼久，玻璃天花板（glass ceilings）仍然沒有消失。在埃及這段古老時期，似乎只有少部分人能夠透過努力進入權力階級。法老被視為半神，他的親戚有機會晉升，但如果是女性，很快就會遇到因性別設下的門檻，法老的男性親戚則是特權中的特權階級。

伊莉莎白保持著沉默，因此我鼓勵她繼續回溯。

「現在把時間往前，到下個重要的人生事件。妳看到什麼？」

「我的哥哥和我現在是參謀了，」她如此描述幾年後的生活，「我們隸屬於這個區域的總督手下，給予他建議。他是很好的統治者，治軍也很有方。但他很衝動，需要我們的直覺和內在導引來輔助他……我們幫忙平衡他的行事作風。」

「擔任這個職位，妳開心嗎？」

「開心，和哥哥待在一起很好……而且總督通常很仁慈，常常會聽取我們的意見……我們也從事治療工作。」她看來很滿意，甚至充滿喜悅。她沒有結婚，所以哥哥就是她唯一的親人。

我再次讓她把時間往前，但這次她明顯看起來很不安。她開始哭泣，好不容易止住眼淚，「我知道太多了，不能這樣。我必須強壯起來。不是我害怕放逐或死亡，我一點也不怕。但要離開我的哥哥……我捨不得他！」說完，一滴淚珠又滾下她的臉龐。

「發生什麼事了？」我為她急轉直下的命運感到訝異，我忍不住問。

「總督的兒子病得很重，在進行醫治前就過世了。總督知道我們具有再生的知識，也知道我們曾試著將剛死之人復活，所以他**命令**我讓他的兒子死而復生，如果我做不到，他就會將我永遠流放。我知道他要把我送去哪，去了那裡的人都回不來。」

「那他的兒子怎麼了？」我遲疑地問。

「他不能復活，這是不允許的。所以我必須接受懲罰。」她再次陷入哀傷，雙眼又開始蓄滿淚水。

「這一點道理也沒有，」她緩緩說道，「他們從來不讓我學習怎麼使用治療棒……我也不被允許取得關於再生和復活的知識。哥哥是教了我一點，但那遠遠不夠……而且他們也不知道哥哥有偷偷教我。」

「妳哥哥在哪裡？」

「他不在，所以逃過了一劫。所有祭司都出遠門了，只有我留守……在我流放前，哥哥即時趕回來見了我一面。我不怕流放或死亡，只怕和他分開……但我們沒有選擇。」

「妳被流放了多久？」我問。

「沒有很久，」她回答，「我知道怎麼離開身體。所以某一天，我決定離開身體，再也不回去了。然後我就死了，因為沒了靈魂，身體就活不下去。」她自行越過死亡，開始從更高的視角描述這個經過。

「這麼簡單嗎？」

「過程沒有痛苦，我的意識也沒有中止，因為這樣的死亡是我自己選的，這就是為什麼我不害怕死亡。我知道我再也見不到哥哥了，我在那座荒島上也無法進行任何有用的工作，這樣一來，待在肉體裡沒有意義。神會明白的。」

她保持著沉默，像是在休息。我知道身體的死亡無法阻止她對哥哥的愛，她哥哥對她的愛也同樣不受生死阻撓。愛是永恆。在接下來的這幾個世紀中，他們是否曾經重逢？他們未來能再見面嗎？

同時，我知道這個記憶能夠減輕她的悲痛。因為她再次發現自己回到古老的過去，意識和靈魂經歷了身體的死亡，穿過數個世紀，再次降生到地球上，成為了伊莉莎白。如果她不會消失在時間洪流中，她的母親顯然也不會。我們每個人都不會。沒錯，她沒有在古埃及找到自己的母親，但她找到了一個摯愛的兄弟，這個靈魂友伴她還認不出來，但說不定之後會遇上。

我喜歡把靈魂的關係想成一棵大樹，上面有上千片樹葉。那些和你長在同一個枝條上的葉子，是和你關係親密的靈魂，你們甚至可能共享各種體驗，包括靈魂的體驗。同個枝條上可能有三片、四片或五片葉子，而那些在隔壁枝條上的葉子也和你有非常親近的關係，因為你們共享同一個樹枝。他們和你很近，雖然不像同個枝條上的葉子一樣近。

同樣的道理，同一棵樹上離你越遠的樹葉和你關係越遠，你們仍舊彼此有所關聯，但不像在你附近的葉子一樣親密。你們屬於同一棵樹，同一個樹幹。你們能共享經驗，也彼此認識，但相同枝條上的葉子是最親密的友伴。

在這個美麗的森林裡，有很多其他的樹木。每棵樹都透過土地裡的根系彼此相連，所以即使遙遠樹上的一片葉子看來和你非常不同，你還是和那片葉子有著連繫。事實上，你和所有葉子都相連。只是你最親近的還是長在同一棵樹上的那些葉子，同一根樹枝上的關係又更親近，同個枝條上的那些葉子則和你幾乎同為一體。

在各個前世，你也許遇見過那些長在同棵樹上但距離較遠的葉子，他們和你可能有過各種不同的關係。你們的互動可能非常短暫，但很多時候，即使只短短交會三十分鐘，就能讓你、讓對方或讓你們兩個都學到重要的一課。

這些靈魂裡，其中一個可能某一世是個乞丐，你在路上看到了他，心裡一動便施捨財物，你得到機會對另外一個人類付出關愛，他也藉此學習如何接受愛與幫助。你和那個乞丐那一世也許不會再相遇，但你是那場緣分的重要部分。

相遇的緣分有長有短，五分鐘、一個小時、一天、一個月、十年甚至更久。靈魂是如此形成關係的，這樣的關係並非以時間計算，而是用從彼此身上學到的事物來衡量的。

第十八章　療癒他人的愛心

如果能寫個故事，描寫上輩子自殺的人怎麼體驗今生，那一定是個好故事；故事裡要描寫這個人如何再次受困於那些曾出現在他眼前的挑戰，直到他終於明白，自己必須好好面對那些挑戰……上輩子的作為將成為今世的指引。

——俄國哲學家　列夫．托爾斯泰（Leo Tolstoy）

他感覺到訊息像是烙進自己的靈魂，那些生動的字眼在他的存在上留下永恆印記。在他離開破碎的身體進入休息後，我們兩人都陷入沉思，想著這些看似簡單卻蘊含豐富哲思的話語。

今天的療程一開始跟平常沒有不同，我利用快速引導技巧很快讓佩德羅進入深度平靜狀態，他的呼吸變得深沉均勻，肌肉也完全放鬆下來，心智則透過催眠進入高度專注狀態，不受平常時空的束縛限制，得以回想起他作為佩德羅這一世開始前的過往。

「我穿著棕色的鞋子，」他觀察自己在這一世得到的肉體，開始對我描述，「鞋子很舊也很破了……我是大概四十歲的男人，」他沒等我發問就滔滔不絕，「頭頂禿了，也開始長出白頭髮，鬢角和鬍鬚都全白了。我蓄著短鬚，臉頰上的鬍子刮得很乾淨。」

他的描述十分詳盡，雖然感謝他提供精確描述，但也意識到我們時間有限。「把時間往前，」我建議他，「告訴我你這輩子是做什麼的，去這輩子的下一個重大事件。」

「我的眼鏡鏡片很小，有金屬鑲邊，」但他依然繼續描述外表細節，「我的鼻子很寬，皮膚很白。」

催眠狀態下的病人抗拒引導並不是罕見情況。而且，我透過經驗學到，我不一定能引導病人，有時必須讓病人引導我。

「你在這輩子是做什麼的？」我問。

「我是個醫生，」他很快回答，「鄉間的醫生。我很努力工作，大部分的患者都很窮，但我還能度日，因為他們都是好人。」

「你知道你住的地方叫什麼名字嗎？」

「我認為這個地方就在這裡，在俄亥俄州吧……」

「你知道年份嗎？」

「一八〇〇年代後期吧，應該是。」

「那你的名字呢？」我詢問。

「湯瑪士（Thomas）……我的名字是湯瑪士。」

「你姓什麼？」

「狄什麼……狄克森（Dixon）或狄金斯（Diggins）或之類的……我覺得不太舒服。」他回答。

「怎麼了？」

「我覺得非常悲傷……非常悲傷。我不想活了！」他往前到這一生的危機時刻了。

「你為什麼這麼悲傷？」我問道。

「我以前也曾經這麼沮喪，」他澄清道，「這種情緒通常來了又走，但這次最糟糕，以前從來沒有這麼糟過。這兩件事快打垮我了……我沒辦法繼續這樣下去了。」

「哪兩件事？」我重複他的話問道。

「我的病人死了，高熱奪走他的性命。他們相信我能救他，他們相信我，但我救不了他。我害他們失望了……我害他們沒有了丈夫，沒有了爸爸。他們的日子會變得很困難……都是因為我救不了他！」

「有的時候，即使我們盡了最大的努力，病人還是會走，尤其是你身處十九世紀。」我補充，試著緩解百年前發生的這件悲劇所引發的內疚絕望。我改變不了已經發生的事，只能盡量試著改變他的態度。我知道湯瑪士的體驗已經結束，也早已做出對應行動，而發生的就是發生了。但我還能幫助佩德羅，我能幫助他理解，幫助他用另外一個更高、更抽離的角度來看待這件事。

他不說話了。我雖然說出抽離湯瑪士視角的安慰之語，但也擔心佩德羅會因此突然脫離他作為醫生的前世，畢竟我還沒問出他憂鬱的另一個原因。

「另一件讓你憂傷的事是什麼？」我問道，試著轉移焦點。

「我的太太離開我了。」他回答。聽到湯瑪士再度開口，我鬆了一口氣。

「她離開你了嗎？」我重複他的話，想鼓勵他多解釋一點。

「是的，」他悲傷地說，「我們的生活太困難了，我們甚至養不起小孩，就沒有生。她跑回在波士頓的娘家了……我覺得很丟臉……我幫不了她，我沒辦法讓她幸福。」

這次我沒有試圖透過他的高我提供安慰，而是要湯瑪士把時間往前，去往下個重要的人生事件。我們可以等到他結束這輩子，在中介狀態回顧這一生時再進行治療，甚至等到他解除催眠後也不遲。

「我有一把槍，」他解釋，「我要一槍斃掉自己，結束這悲慘的一生！」

我差點開口問他為何不選擇醫生可取得的各種藥物或毒物，而是舉槍自盡，還好我忍住了。他在百年前已經做出了決定，詢問這個問題沒有幫助，而完全是因為我希望能用邏輯理解他為何被絕望逼向自我毀滅。

「接下來怎麼了？」我改口問了這個問題。

「我自殺了，」他簡短回答，「我飲彈自盡，現在看著我自己的屍體……好多血！流了好多血！」他已經離開了自己的身體，從遠處觀察著現場。

「你現在覺得如何？」我問。

「困惑……我還是很悲傷……我覺得好累，」他回答。「但是我不能休息，還不能……有人在這裡……是來找我的。」

「誰在那裡？」

「我不知道。一個很重要的人，他有事情要告訴我。」

「他跟你說了什麼？」

「他說我直到生命結束的那一刻，都活出了很好的人生。我不該結束自己的生命，但他似乎知道我會這麼做。」

「他還說了其他事情嗎？」我沒有追問這段話裡的矛盾，而是詢問了後續。

這時，一個雄渾有力的聲音突然將答案直接道出，這是湯瑪士、佩德羅還是其他人呢？我突然想到透過凱瑟琳和我交談的大師們。但這是許多年後，凱瑟琳也不在這裡。

「重要的是帶著愛伸出手幫助他人，至於結果並不重要。重點是要帶著愛伸出手。這就是你們需要做的一切，彼此相愛。帶著愛幫助他人，不要企求結果，不要執著肉身的結果。你必須療癒人的心。」

這段話是對著兩個醫師說的，我和湯瑪士都全神貫注諦聽著。這聲音不像佩德羅，聽起來更加有力、更確定也更權威。

「我會教導你如何治療人的心，而你將會理解。**彼此相愛！**」

我們兩人都能感覺到這些話語的力量深深印進心坎。這些話語是鮮活的，我們永遠不會忘記。

佩德羅後來告訴我，他清楚看見並聽到這名散發著光芒的訪客所傳達的話語，這些言語帶著光，在他們兩人之間飛舞著。

我曾聽過相同的話語，我確信那也是對我說出的話。重要的教訓不停在我腦海迸出：帶著愛和慈悲伸出雙手，不要過於憂慮結果；不要在時候到來前嘗試自行結束生命，更高的智慧會安排事態發展，也知曉一切時機；自由意志和命運同時存在；不要用肉體結果衡量療癒；療癒發生在許多層面，不僅是肉體，真正的療癒必須發生在心中；不管如何，我將會學到如何療癒人們的心。最重要的是，彼此相愛，這是亙古不變的智慧，理智上不難明白，可惜只有少數人身體力行。

我重新檢視佩德羅的遭遇，分離和失去的傷痛在他的生生世世重複出現，這次甚至讓他結束了自己的生命。他被警告不要過早結束自己的生命，但新的失去繼續發生，悲痛再度找上了他。他這次會記住教訓嗎？還是會再次被深沉的絕望擊倒？

一個治療師無法治癒患者，這是多大的打擊呢？伊莉莎白在古埃及的「失敗」，佩德羅作為俄亥俄州醫師湯瑪士的絕望，我自己作為治療師的痛苦經歷，這些體驗多麼相似。

二十五年前，我第一次體驗到對侵襲病人的疾病無能為力，只能任由深深的挫敗啃噬自己。那是我在耶魯醫學院受訓第三年，剛開始參與臨床輪班，從兒科開始。我的第一個病人是七歲的丹尼（Danny），他的身體裡有顆大型的威爾姆氏腫瘤。這是一種惡性的腎臟腫瘤，幾乎只有兒童才會得到。患者年紀越輕，預後通常越樂觀，但七歲對這個疾病來說不算年輕。

丹尼是我醫學生涯中第一個真正負責的病人。在丹尼之前，我的醫學訓練只包含課堂、演講廳、實驗室和無數坐在課本前苦讀的時光，一直到第三年，臨床經驗才真正開始。我們被指派到病房，開始真正照顧病人。從此醫學不只是科學事實和理論，而要實際將所學應用出來。

我得為丹尼抽血送去實驗室檢驗，還要負責一些比較簡單的程序，對更有經驗的醫療專業人員來說，那些都是枯燥的粗活，但對三年級的醫學生來說，卻是深具學習意義的練習。

丹尼是很棒的孩子，再加上他是我的第一個病人，我們建立了深厚且特殊的連結。他英勇地對抗著病魔，由於接受強效但毒性很高的化療，他失去所有的頭髮，肚子也嚴重脹氣，但他還是保持著高昂的士氣，所以他的父母和我都覺得很有希望。畢竟在那個時候，許多得了這種惡性腫瘤的孩子都成功痊癒了。

丹尼的醫療團隊中，我是最年輕的成員。醫學生對臨床藥物的瞭解通常不及實習醫生、住院醫生和主治醫生，但後者身上往往有許多責任，忙得不得了，醫學生則有較多時間可以和病人家屬相處。另外，醫學生通常也會更有意願瞭解病人和家屬，因此我們通常會被派去進行溝通或傳達訊息。

丹尼是我主要負責的病人，而且我真的很喜歡他，所以我花了很多時間待在病床邊，陪他玩遊戲、念故事給他聽，或者隨意閒聊。他的勇氣讓我佩服。我還花很多時間待在丹尼陰暗又單調的病房中，和他的父母交談，我們甚至一起去醫院餐廳吃飯。他們雖然害怕，但看到丹尼的努力時就會受到鼓舞。

但某天，丹尼的病情急轉直下，他的呼吸道受到嚴重感染，虛弱的免疫系統不堪病毒攻擊，很快變得難以呼吸，平時明亮的雙眼像是蒙上一層油霧般失去了光彩。在團隊的資深成員忙著救回丹尼時，我只能站在旁邊，什麼忙也幫不上。抗生素開了又停，接著換了別種，但都不起作用。丹尼的病況不停惡化，我則和他的父母待在一起，一樣感受到無助害怕。但最後疾病贏了，丹尼走了。

難受的我給了丹尼的父母幾句話和一個擁抱，就從他們身邊逃走了。我那時盡了最大努力去理解、感受他們的痛苦，但在三年之後，當我自己的兒子在醫院過世時，我有了更深層的理解。總之，在那個時候，我隱約覺得自己似乎得為丹尼的死負責，好像如果我多做點什麼，這一切就不會發生。

治療的「失敗」會深深打擊每個治療師，所以我理解湯瑪士的絕望。

儘管精神科的病人死於所患疾病的機率要低得多，但無法幫助深受疾病困擾的患者仍會產生同樣的挫折和無助感。

在我擔任邁阿密西奈山醫學中心的負責人時，我曾治療過一名三十多歲、才華驚人的美麗女士，她有成功的事業，並且才剛開始幸福的婚姻生活。但不知道為何，她漸漸開始變得精神緊張，即使服用藥物、接受諮商都無法改善，一切醫療介入有如打水漂般不起作用。不管是我還是我邀請來的其他諮商師，每個人都找不到理由，她的病程、症狀和測驗結果也和典型的思覺失調、狂躁症或任何常見精神疾病都不符合。唯一的線索是她在急速惡化前去了亞洲一趟，而她做的多項測試中，有一項指出她體內似乎有超高量的某種寄生蟲抗體。但即使如此，仍然沒有任何藥物或精神治療能幫上忙，她的病況不停走向下坡。

這一次，我再次感受到無助帶給我的刺痛，感受作為治療師卻無法療癒他人的深深挫敗。

在這樣的情況下，懷抱著愛伸出雙手，盡心盡力，但不要對結果過於憂慮，這是唯一的解答。這個對我來說非常真實的簡單概念，是所有治療師必備的膏藥，能緩解我們自責的痛苦。現在回頭來看，我那時確實懷抱著愛對丹尼伸出了雙手，而他也同樣帶著愛伸手回握。

第十九章　打破一切藩籬的愛

那些騎士的英勇日子已經過去，舊世界傾頹消亡沉入墓地。
我曾是巴比倫的王，而你那時是基督徒奴隸。
我看見，我奪取，我將你捨棄，我彎身粉碎你的尊嚴……
在那之後成千上萬次日落、日昇，照在那傾頹的墳墓上，
那是巴比倫的王，為身為奴隸的她所做。
我曾踐踏的尊嚴如今成為我的傷痛，它反過來同樣踐踏著我。
舊怨有如死亡般持久，你愛著，但你遏制自己。
我為你冷硬的背叛心碎，但我的心碎毫無用處。

——英格蘭詩人　威廉．歐內斯特．亨利（William Ernest Henley）

伊莉莎白既挫折又沮喪，因為她的新關係僅僅維持了兩次約會就結束了，鮑伯（Bob）在躲著她。他們透過工作認識，知道彼此的存在已經一年多了。他事業成功、長相英俊，兩人還有許多共同興趣。他告訴她，自己剛結束和某個已婚女性的多年祕密戀情。他之前也和其他女性有過幾段短暫關係，但這些對象總是不如人意，根據他的說法，她們要不是過於膚淺、不夠聰明，要不就是和他的價值觀有很大落差。每次結束關係後，他總是會重回那位已婚情人的懷抱。情人的丈夫很富有，所以即使這段婚姻缺乏激情，她也不願意離開丈夫和優渥的生活。

「妳和其他女人都很不一樣，」鮑伯向伊莉莎白如此保證，「我們的共同點非常多。」他告訴伊莉莎白她比其他人都還要聰明美麗，他覺得兩個人的關係能夠穩定發展。

伊莉莎白說服自己，鮑伯是對的。

「他一直都在身邊，只是我從來都沒注意到他，」她這麼想，「有的時候，正確答案就在你的眼前，只是你從來沒發現而已。」

她忘了自己從來沒有留心鮑伯和他的金髮英俊外貌，正是因為對方不吸引她的緣故。她現在只是寂寞，急著想找個對象依靠，所以她接受了腦袋的意見，而忽視心發出的警告。

第一次約會非常美好。他們一起吃了頓簡單的晚餐，看了一場好電影，最後在將圓月亮清冷的光線下，坐在海邊聽著風吹海浪的聲音，聊了許多親密心事。「我覺得自己就要愛上妳了，」他這麼說，但這句話終究沒有實現。然而她的腦袋仔細聽進了每一個字，毫不理會自己的心對此沒有產生任何悸動。

第二次約會也還不錯。她覺得過程很愉快，也感覺他有同感。他的喜愛像是發自真心，還幽微表達了對性的興趣，但他沒有再打來。

最後她忍不住撥了他的電話，他說自己真的很想再見面，但他太忙了，實在擠不出時間。他向她保證，自己絕對沒有改變主意，他**真的**很想見她，只是沒辦法告訴她什麼時候。

「我為什麼總是挑中沒擔當的人呢？」她問我，「我到底哪裡出了問題？」

「妳挑的不是沒擔當的人，」我告訴她，「他是個英俊又成功的男人，而且他單身，又對妳表達興趣。別怪自己。」

我雖然這麼說，但心裡知道她是對的。她確實總是挑中沒擔當的人，這次的對象是個在情感上無法負起責任的人。他沒辦法離開已婚戀人提供的安全感，選擇保持依賴對方，繼續躲在虛假的「安全」關係裡。而他的恐懼和缺乏勇氣，讓伊莉莎白成為犧牲品。我心裡想，也許第二次約會就結束應該慶幸，總比拖更久還要好。伊莉莎白很堅強，她會復原的。

接著伊莉莎白問我，我們有沒有空進行回溯。她覺得自己可以感覺到某件重要的事就要浮出水面，她很想趕快知道那是什麼，所以我們就開始回溯了。

但在她開始描述這次的古老前世後，我忍不住懷疑自己是否做了正確決定。

她看到自己在一片廣闊連綿的草原上，那裡有頂部平坦的丘陵。他們逐水草而居，居住在圓形的帳篷裡，畜養類似氂牛的動物，還有一種體型較小但跑得很快的馬。這片土地上的人民情感強烈，族群間遵守著弱肉強食的暴力法則。

她的丈夫和其他男人出遠門打獵或是打劫，敵人這時來襲，趁著部落防守薄弱時，一批批騎著馬的戰士大舉入侵。她丈夫的雙親首先罹難，喪命在鋒利的寬刀之下，接著她的孩子被長矛刺穿了身體。她靈魂緊縮顫慄，恨不得能夠跟著死去。但命運並沒有這麼仁慈，由於美貌，她成為入侵部落中最強戰士的禁臠，另外一些年輕女性也一起被俘。

「讓我死！」她懇求俘虜她的敵人，但他不讓她如願。

「妳現在是我的了，」他只是這麼回答，「妳會住在我的帳篷裡，成為我的妻子。」

除了她的丈夫，她愛的人全死了，而且她知道自己再也見不到丈夫了。但她沒有選擇。她試著逃跑了幾次，每次都很快被抓回來，自殺幾次也都不成功。

她只好長出堅硬的外殼，心裡的憂鬱轉變為持續燃燒的憤怒，燃盡她所有愛人的能力。她的精神日漸枯萎，除了呼吸之外，不能算是活著，只能說是行屍走肉，像是被困在這世上最禁錮人的殘酷監獄。

「現在把時間往前，」我建議，「讓我們回到村莊被襲擊之前。」

我從三倒數到一，「妳看到什麼？」我問。

她的表情變得寧靜安祥，開始回憶幼年和青春，想著和青梅竹馬的丈夫一起大笑玩耍的那些時光。她深愛著這個童年玩伴，而他也以同樣的深情回報。她感覺到平靜。

「妳認得出妳的丈夫嗎？看進他的眼睛。」

「不，我不認識他。」她最後回答。

「看看妳們村莊的其他人，妳能認出任何人嗎？」

她仔細看了她在那一世的親戚。

「是的……沒錯，我的媽媽在那裡！」她開心地喊了起來，「她是我丈夫的母親，我們感情很好。我自己的母親過世以後，她就把我當作自己的女兒。我認得她！」

「妳能認出其他人嗎？」我問道。

「她住在最大的帳篷裡，上面插了旗子和羽毛，」她無視我的問題，逕自繼續描述。

接著她神色一暗，「他們也殺了她！」她悲嘆，重新回到了屠殺的場景。

「誰殺了她？他們是哪裡來的人？」

「他們從東邊來的，從牆的另外一邊……他們把我帶到了那裡去。」

「妳知道他們的土地叫什麼名字嗎？」

這個問題讓她想了一下，「我不知道。這裡看起來像是亞洲，亞洲的北邊。也許是中國西部……我們的臉孔像是東方人。」

「沒關係，」我回道，「讓我們繼續往下看這一世。妳怎麼了？」

「後來我年紀大了以後，他們終於讓我結束了自己的生命，」她不帶情緒地回答，「我想他們終於膩了。」她補充。

她現在離開了自己的身體，漂浮在空中。

我要求她回顧這一生，「妳看到什麼？妳覺得這一世的課題是什麼？妳學到了什麼？」

伊莉莎白沉默了一會兒，然後開口回答，「我學到很多事。我學到憤怒，還有抱住憤怒不放有多麼愚蠢。在敵人的村落時，我明明可以和孩子們、老人家還有生病的人一起工作。那時我可以教導他們……我可以愛他們……但我從來不允許自己去愛。我從來不讓自己的憤怒消失。我不讓自己的心再次打開，但至少那些孩子是無辜的，他們是剛進入這個世界的靈魂。」

「那次突襲還有我親愛家人的死亡，和他們一點關係也沒有。然而，我心裡也怪他們。我把心裡的憤怒轉嫁到新的一代，這是愚蠢的行為。這也許能傷害到他們，但傷害最大的還是我自己……我再也不允許自己去愛了。」她停頓了一下，「但我有滿腔的愛可以付出。」

她再次停頓，接著說出的話像是來自更高的源頭。

「愛像是一種液體，」她開口，「它能填補罅隙，會自動把空缺填滿。阻止它流動，建立起虛假障礙的，是我們，是人類。而當愛無法填滿我們的心靈和意識時，我們由愛構成的靈魂就會失去連結，人會因此失去理智。」

我思考著她的話。我知道愛很重要，說不定是這個世界上最重要的事，但我從來沒想過，少了愛會讓人陷入瘋狂。

我想起心理學家哈利．哈洛（Harry Harlow）博士最有名的恆河猴實驗，在這個實驗中，缺乏碰觸、滋養和愛的小猴子變得沒有社交能力、身體出現疾病，甚至死亡。牠們無法在缺乏愛的環境下好好生存。要不要去愛不由人選擇，因為它是生命的必需品。

我轉頭面對伊莉莎白道：「現在往前看，妳學到的東西怎麼對妳的現在產生影響？在妳想起這些教訓之後，它們要如何才能幫助妳，在今生創造更多幸福、寧靜和愛呢？」

「我必須學會放下憤怒，不要讓憤怒埋藏在心中，而是要認出它，認出它的根源，然後讓它流走。我必須讓自己自由去愛，不要有所保留，但我還在尋找，我還沒找到那個可以讓我完完全全、毫無保留條件去愛的人。似乎每次都會遇到阻礙。」

接著她安靜了一分鐘，然後突然開始用另一種聲音說話，更雄渾也更緩慢，房間突然變得非常寒冷。

「神是一，」她說了幾個字，看來像是努力尋找可以使用的語言一樣，「一切都是同一個振動，同一個能量，唯一的差別是振動的速率。所以神、人類和石頭之間的關係，就和小溪、水和冰一樣。一切事物，一切存在，都是用這個振動和能量做成的。愛能打破一切藩籬，創造出合一。而無知則會樹立藩籬，並造成分裂與差異。你必須教會他們這些。」

訊息到這裡就結束了，伊莉莎白進入休息狀態。

我想到了凱瑟琳傳達的訊息，似乎和伊莉莎白的話語有所互通。凱瑟琳在轉達大師們的訊息時，房間也會變冷，就像剛剛伊莉莎白說話時一樣。我深思著她的話語，療癒是移除藩籬，讓人的心能夠聚在一起，分離則會造成傷害。

為什麼人們這麼難理解這個概念呢？

雖然我曾為病人進行超過千次的個人前世回溯治療，以及更多次的小組催眠療程，但我自己大概只有五、六次類似的體驗，有時是特別逼真的夢境回溯，也有幾次是在指壓按摩、針灸等治療時發生。我在之前的書裡描述過這類經驗。

我的太太卡蘿剛完成催眠療法課程，把這項技能加到她作為社工的助人工具箱時，她也曾為我進行過一次前世回溯催眠。要能全心經歷這項體驗，我希望有我高度信任且受過良好訓練的專業人員幫助。

因為我保持冥想習慣多年，所以那時很快進入了相當深度的催眠狀態。接著回憶開始湧進我的意識，大部分以視覺形式出現，畫面像是我曾做過的那些逼真夢境。

我看到自己那時是一個出身富裕猶太家庭的年輕人，在基督時代生活在亞歷山大城。我也想起耶路撒冷聖殿的金色大門正是我們這個群體出資幫助興建的。我那時在研究希臘文和古希臘哲學，特別是柏拉圖和亞里斯多德派的思想。

我還想起自己作為那個年輕人的生活片段。我曾經走訪了少為人知的沙漠群體，遊歷巴勒斯坦南部沙漠、洞穴以及埃及北方，擴展自己從書本學到的知識。在那裡，每個群體都像是某種學習中心，通常傳授神祕及玄妙的知識，其中的一些群體很可能是艾賽尼派（Essenes）村落。

我的行李很簡單，只帶了一些食物和衣物，其他所需都仰賴一路上的友善幫助。好在我的家族有錢，而且這些村民認識我們。

旅程中取得的靈性知識讓人振奮，我很享受這趟求知之旅。

在這趟走訪之旅當中，我曾和另一名同齡男性相伴同行了幾週。他身量比我高，有著一雙像能看透人心的棕色雙眸。我們兩人都穿著長袍，頭上戴著布料做成的頭飾。他身上散發出寧靜的氣質，當我們一起向村莊智者學習時，他總是能更快吸收他們傳授的知識。等我們之後一起在沙漠中紮營過夜時，他就會在營火前重新教我一遍。

過了幾週，我們彼此道別，走上不同的方向，我前往大金字塔附近的一間小猶太教堂繼續學習，而他則往西走。

我，包括伊莉莎白和佩德羅在內的許多病人，都曾經想起自己在久遠之前生活在巴勒斯坦，也有很多人曾生活在埃及。

不管是我還是他們，回想起的影像都十分生動，讓我們感到真實。

第二十章　仍在尋找彼此的靈魂伴侶

噢，青年或年輕人，若你感覺自己遭神忽視，那你必須記得，如果你變壞，你將會去到更壞的靈魂那裡，如果你變好，則能靠近更好的靈魂；在生死的不斷輪迴中，你將行事，並在與你同類的手中領受應得的苦果。這便是天堂的正義。

——古希臘哲學家　柏拉圖（Plato）

有的時候，生命最重要的事件降臨到身上時，你並不會察覺，就像叢林裡的大貓靠近時總是悄無聲息。事後你可能會想，當時怎會錯過這樣的大事呢？那是因為你的心理狀態往往會掩蓋許多事物。

其中一個心理狀態是否認。人因為不願意接受，而會抗拒去看呈現在眼前的一切，這是最大的阻礙。另外還有疲憊、分心、合理化、心理逃避，以及心智的各種活動，都有可能妨礙你看見真正重要的事。還好命運不會放棄，命運的執著會穿透那些迷障，將你應該看到的擺在你的眼前。屆時，你會看到前景從背景中清晰浮出，就像那些魔眼3D錯覺圖片，需要點時間才能清楚看出隱藏的內容。

在過去十五年來，我治療過許多伴侶和家庭，他們往往會發現彼此曾在前世共度生命。有的時候，伴侶兩人會同時接受我的催眠回溯療法，並在第一場療程時回到曾與對方交會互動的前世，之後互相揭露經驗時，他們往往會因為這個全新的認知而感到震驚。

前世場景在他們眼前重演時，他們通常沒有說話，只有在他們離開放鬆的催眠狀態之後，才會透過交談知道彼此看到同樣的場景，感受同樣的情緒。而我通常要到這個時候，才會知道他們早在前世就與彼此有關。

但伊莉莎白和佩德羅恰好相反，他們這一世的人生、還有他們回憶起的前世經歷，在我的診療室中分別獨立被攤開檢視。他們不認識彼此，從未見過面，並且來自不同的國家和文化。他們甚至看診也不在同一天。由於我總是分別診療兩個人，完全沒理由懷疑他們彼此相關，所以也沒看出他們的牽連，沒發現他們在生生世世中曾經相愛又失去彼此。

我之前怎麼沒看出來呢？是命運安排我看出這件事的嗎？我應該要扮演這個宇宙媒人的角色嗎？還是我不過是太累了，看錯了，或漏了什麼其他資訊？我在為「巧合」加上合理的解釋嗎？又或者，我發現的時機恰好，兩人相遇確實早有安排，一切都是命中註定？

我是在某個傍晚意識到這件事的。

「伊萊？」我想起好幾週前，在辦公室裡聽伊莉莎白吐出過這個名字。

那天是佩德羅的療程，但他無法憶起前世的名字。他和平常一樣進入了催眠狀態，回到曾回溯過的某個古老前世。那個前世裡，穿著皮革裝束的士兵將他在地上拖行，他因此送命。在生命將盡時，他的頭枕在摯愛女兒的腿上，任由絕望的女兒前後輕輕搖晃著自己的頭顱。

也許那一世還有更多要學的課題，所以他又一次體驗到自己在女兒懷抱中，生命漸漸流失。我要求他仔細看著女兒，看進她的眼睛，看看能不能從她身上認出佩德羅這輩子認識的人。

「不，」他悲傷地答道，「我不認識她。」

「你知道你叫什麼名字嗎？」我詢問，希望能讓他再次把全副注意力轉回在巴勒斯坦的古老前世。

他仔細想了一下，「不知道。」他最後這麼說。

「我會從三倒數到一，然後碰一下你的額頭，這時就讓名字進入你的腦海，進入你的意識之中。不管你想到什麼都可以。」

但這麼做也沒能讓他想起來。

「我不知道我叫什麼名字，我什麼也想不起來！」

但我想起來了，他的名字突然在我的意識中悄悄炸開，生動、清楚地浮現了出來。

「伊萊，」我大聲地說，「你的名字是伊萊嗎？」

「你怎麼知道？」他用前世的身分反問，「沒錯，那**是**我的名字。有些人叫我伊萊胡（Elihu），有些人叫我伊萊。你怎麼知道我的名字？你也在那裡嗎？」

「我不知道我怎麼知道的，」我老實回答，「只是這個名字突然跑進我的腦子裡了。」

我對這整個情況也感到非常驚訝。我是怎麼知道的？我確實有時會有通靈經驗或神奇靈感，但不常見。而且，剛剛發生的事感覺更像是我突然**記起**了什麼，而不像收到了通靈訊息。但我從哪裡聽過這個名字呢？我想不起來，我挖空心思努力琢磨，但還是無法找到這個記憶的來處。

根據過往的經驗，我知道自己應該停止努力，盡量放鬆，該忙什麼就去忙，過一陣子很可能就會自然想起來了。

這個古怪的拼圖裡少了關鍵的一塊，我清楚感覺到缺少的這一塊非常重要，有了它，就可以發現一個重要的連結。但是是什麼的連結呢？我努力試著把思緒從這個莫名令我牽掛的焦點上移開，讓自己專心忙別的事。

那天傍晚，那塊拼圖突然翩翩降臨在我的腦海，我一下全部明白了。

——是伊莉莎白。她在兩個月前的回溯療程中回到古老的巴勒斯坦，描述自己作為製陶師女兒悲劇又傷痛的一生。她的父親被羅馬士兵用馬在地上拖行，因而「意外」去世，而那些冷血士兵根本不在意暴行的後果。她抱著父親殘破的身體、流血的頭顱，坐在布滿塵土的街道上眼睜睜看著父親死去。

那時她告訴了我那世父親的名字，他的名字是伊萊。

我的腦子快速轉動了起來，他們兩人在巴勒斯坦的前世細節驚人地相似，佩德羅和伊莉莎白的回憶完美地重合，不管是外表的描述、事件甚至是名字，都是一樣的──他們那時是父女。

我曾為許多人進行治療工作，尤其伴侶很常發現自己前世曾和對方一起共度人生，許多人在前世回溯時會認出靈魂伴侶，回想起自己如何和對方一起經歷時間流轉，最後在今生重聚。

我從來沒有像這次這樣，遇到兩個在今生互不相識的病人，但他們在前世是靈魂伴侶。在這個情況中，這是經過兩千年仍在尋找彼此的靈魂伴侶。他們等待了這麼久，現在距離又如此之近，但還是沒有遇上對方。

我在家裡書房整理著他們兩人的資料，試著回想他們是否共享了其他前世。修士的那一世不可能，伊莉莎白不曾回憶起相關的經歷；印度貿易路線上的山間小鎮也不是，佛羅里達的紅樹林沼澤、瘧疾盛行的拉丁美洲叢林沒有，在愛爾蘭也沒有連結。這是我能記起的所有前世了。

接著我突然想到，說不定在那些前世中他們也曾陪伴彼此，只是因為這輩子他們不認識，所以沒有認出對方。畢竟在這輩子，他們從未見過對方的臉龐、從不知曉對方的名字，也沒有共同認識的事物，當然沒辦法在前世認出對方。

我突然想到伊莉莎白在中國西部的前世，想到她描述的茫茫草原，她被屠殺的族人，還有和她一起被俘虜的其他年輕女子。這片草原似乎就是佩德羅告訴我的蒙古，他在那裡經歷了家人、族人和整個部落被毀的慘劇。

佩德羅絕望地回想起這段過去時，我們兩個都以為他年輕的妻子也在混亂和毀滅中殞命。但她沒有死，她只是被俘，餘生都成為他人的禁臠，再也無法回到她蒙古丈夫的強壯懷抱。

現在這雙臂膀穿過了悠長時空，重新出現在她身邊，隨時能將她深深擁入懷抱之中，但他們不知道彼此——只有我知道。

他們曾是父女、兒時戀人、夫妻，在歷史的長河中，他們曾相愛過幾次，共度過幾次生命呢？

現在他們來到了同一個地方，但不認識彼此。兩人一樣孤獨，承受著生命的苦楚和折磨，內心深處都渴望著愛。但現在那豐盛的愛情就擺在眼前，只是他們聞不到也無法品嚐。

除了嚴格限制著我的精神醫學「律法」，我還得考慮更加微妙的業力規則。所謂的律法是關於隱私權和保密的規定，如果把精神醫學想成宗教，違反與病人的保密協定絕對是不可饒恕的原罪之一，至少會被視為瀆職。因此，我不能跟佩德羅說伊莉莎白的事，當然也不能對伊莉莎白說起佩德羅。我對干涉他人的自由意志會帶來怎樣的業力或靈性後果不清楚，但我再明白不過違反精神醫學的重要規定會有什麼下場。

其實靈性後果並不會令我卻步，我可以介紹他們認識，接下來就交給命運自行決定。但想到違反精神醫學規定將會遭受怎樣的處置，我就不敢輕舉妄動。

更何況，如果我錯了怎麼辦？如果他們真的展開關係，但最後關係破裂，慘痛分開怎麼辦？也許他們將因此感到憤怒、苦澀。而且，這麼一來他們會怎麼看待託付在我身上的信任呢？他們好不容易取得的進展會不會功虧一簣？甚至變得比來尋求治療之前更糟？顯然這麼做有其風險。

這麼做的同時，我也得檢視自己下意識的動機。我自然強烈希望病人變得更幸福、健康，在生命中找到平靜和愛，但這會不會影響了我的判斷？推著我做出有違精神醫學倫理行為的，會不會是我自身的需求？

當然，最輕鬆的就是什麼也別說，維持堪稱滿意的現狀。沒有傷害，也不用面對可能的負面後果。畢竟從醫的誓言裡也這麼說，「如果有任何疑慮，最重要的是不可造成傷害」。

我想到那時在決定要不要寫《輪迴八十六次的生命覺醒之旅》時，我也面臨類似的困擾掙扎。撰寫那本書可能會讓我整個事業毀於一旦，但在猶豫四年後，我還是決定提筆寫出來。

這一次，我也決定冒險。我會插手，我會試著在命運的力量外多推一把，但考慮到我的專業訓練和恐懼，我會用謹慎且微妙的手法介入。

伊莉莎白、佩德羅以及我的許多病人在回溯中，都對特定歷史時代描述了類似場景和細節。他們描繪的影像和我們在主日學[1]、歷史書籍或電視中看到的不盡相同。

他們說法類似，是因為他們在描述自己的記憶。舉例來說，某次回溯時，前哥倫比亞小姐暨一九九四年環球小姐亞軍卡洛琳娜·戈梅茲（Carolina Gomez）就曾描述自己赤裸著身體被羅馬士兵用馬拖行致死，類似佩德羅對前世的描述。我也遇過幾個病人描述被馬拖行致死的前世經歷，這不限於羅馬時代，這樣的暴行在許多其他文化中也曾出現。

我還有一名來自科羅拉多的患者，她在回溯時憶起自己是美國原住民，但被從部落劫走，再也沒能和家人團聚。她後來雖然逃走，但死在蠻荒西部相當於精

1 基督教教會於禮拜日教導信徒理解聖經義理、教派信仰、道德倫理等，在日常生活中實踐基督教的價值觀。

神病院的地方，這和伊莉莎白在亞洲的前世經歷多麼相像。

前世回溯常常會出現分離和失去的主題，這是因為我們都在尋求精神創傷的療癒。而想要治癒創傷，就必須憶起那些引起疼痛和症狀的傷口，而不是回憶那些沒有留下傷疤的安寧時光。

有的時候，我會一次和兩、三個病人一起工作。採用這個模式時，因為擔心病人彼此干擾，我不會要求他們在進入催眠狀態後說話。前一陣子，我在辦公室為一對伴侶進行催眠回溯，而他們在整個療程中一個字也沒說，我們也沒有時間回顧他們回溯時想起的前世。因此，他們回家之後才有機會交流彼此的經驗。

很神奇的是，他們在療程中回溯的是同一場前世。他回溯的是自己作為英國官兵在十三殖民地的生活，她則是一個生活在那裡的女性。他們在那裡相遇，深深愛上彼此。接著，他被召回英國，再也沒能回到美洲看望他的愛人。她為了即將分離大受打擊，但無論是殖民社會或是英國軍隊，兩人都無法改變現實，都有著必須嚴格遵守的規則和習俗。

他們兩人回憶中的殖民地女性穿著同樣的古老裝束，軍官離開殖民地回到英格蘭搭乘的船在兩人描述中也有相同的外觀，那場流淚道別的場景在兩人印象中也完全一樣——回憶的每個細節都彼此吻合。

這些回憶也能解釋這一世的他們最嚴重的關係問題，她近乎偏執地害怕與他分開，他也需要不斷向她保證自己不會離開。她的恐懼和他的需要在這輩子看來都毫無道理，因為這個模式的根源來自殖民時代。

其他從事前世回溯治療的治療師也有同樣的發現，在回溯時，患者通常會回到創傷的經歷，平靜的回憶則較為罕見。回溯死亡的場景很重要，因為那往往會是創傷的來源。許多前世經歷會看來十分熟悉，重要的場景也會很類似，因為同樣的主題和人類所能犯下的殘酷行為，在各個時代的各個文化都會不斷重演。

「已有的事後必再有；已行的事後必再行。日光之下並無新事。」（傳道書1：9）

第二十一章　命運的安排

我相信轉世的理論，因此抱著希望而活，期待若無法在這一世學會，那麼在某個來世，我將能夠帶著友愛，將所有人類攬進胸懷。

——聖雄　莫罕達斯．K．甘地（Mohandas K. Gandhi）

我得跟時間賽跑，而且眼看它就要贏了。佩德羅即將結束療程，之後要搬回墨西哥。如果他們現在不趕快認識，之後就會住在不同國家，那麼要在這輩子遇見的可能性就會大大降低了。他們兩人的喪親之痛逐漸緩解，像是睡眠品質、活力和食慾等身體上的症狀都漸漸消失了。但他們依舊寂寞，渴望能建立一段充滿愛意的親密關係，又因絕望不敢期盼。

由於佩德羅即將結束療程，我們的會面頻率降低到兩週一次。時間非常緊迫。

我把他們的下次會面排在一起，讓佩德羅接著伊莉莎白的時段。這樣一來，他們就會在等候室擦身而過。

在伊莉莎白進行療程的時候，我心裡隱隱擔心佩德羅會不會沒能準時出現，畢竟總是會有意料之外的事發生，車子壞了、緊急狀況、突然生病了，這些都可能會讓佩德羅更改會診時間。

但他出現了，我和伊莉莎白一起走進等候室時，他們互看了一眼，眼神似乎在對方的身上流連了一會兒。我可以感覺到他們突然湧現興趣，隱藏著的無窮可能性似乎就要開啟。又或者，這是我的一廂情願？

伊莉莎白的理智讓她很快回到平常的自持，我可以看出她在提醒自己應該盡快離開，要表現得得體合宜，於是她轉向門口，走出了等候室。

我對佩德羅點點頭，和他一起走進診療室。

「她很迷人。」他評論道，然後用力坐進診療室的大型皮椅。

「沒錯，」我趕忙附和，「而且她也是很有意思的人。」

「那很好，」他不太起勁地說，接著注意力開始轉移，關注起即將結束的療程和接下來要開始的人生新階段，把和伊莉莎白的短暫交會拋在腦後。

佩德羅和伊莉莎白都沒再提到等候室的這場交會，也沒有向我打聽彼此。看來我的介入太過隱晦，這場會面太短了。

我決定兩個禮拜以後再做一次同樣的安排，而且這是佩德羅搬回墨西哥前的最後一次療程，除非我決定改採取更直接的作法，打破保密規定對他們其中一人或兩人都提到對方的事，否則這就是最後一次機會。

這一次，在我陪著伊莉莎白走進等候室時，他們眼神再次交會，對視的時間比上一次更長。佩德羅點了點頭露出微笑，伊莉莎白也回以笑容。接著，她遲疑了一會兒，但還是轉頭走出門離開了。

相信妳自己！我在心裡吶喊，試著用精神力量提醒伊莉莎白，要她想起先前療程學到的教訓，但她沒有回應。

佩德羅也沒有再提起這件事，他沒有向我打聽伊莉莎白。顯然，他的腦子被搬回墨西哥的各項瑣碎事務占據了，而那天是他最後一次約診。

沮喪的我忍不住想，也許這就是命運的安排。他們倆人的狀況都有進步，雖然還不是完全幸福、快樂的，但也許這樣就夠了。

你不一定會和連結最強烈的靈魂伴侶結婚，而且靈魂伴侶也許不只一個，因為一起在人世經歷歲月流轉的，往往是一整個靈魂家族。有的時候，你也許會和連結較弱的靈魂伴侶結婚，因為你需要從對方身上學到特定的教訓，又或者對方需要從你身上學習。有時你會在人生較晚的階段才認出你的靈魂伴侶，那時你們倆也許都已許下承諾，已建立了各自的家庭。也或許，你是在你的父母、孩子或手足身上，找到最強烈的靈魂伴侶連結。還有一個可能，你的靈魂伴侶也許沒有選擇和你一起轉世，而是在靈界守護著你，擔任守護天使的角色。

有時候，你的靈魂伴侶既有建立連結的自由，也有這樣的意願，他或她可能會認出你們倆之間的強烈吸引或化學反應，感覺到多次輪迴中累積的那股親密微妙牽絆，但他或她也許對你並無益處。這是和靈魂發展有關的議題。

如果某個靈魂發展程度較低，並且更為無知，那麼就可能將暴力、貪婪、忌妒、憎恨和恐懼帶入這段關係之中。即使對方是靈魂伴侶，這些傾向還是會對更加進化的靈魂造成傷害。常見的情況是，更加進化的那位可能會產生拯救情節，覺得自己能夠改變對方，幫助對方成長。但如果沒有來自個體的允許，如果對方的自由意志選擇不去學習、不去成長，那這段關係就不可能好好發展。除非這個人今生稍晚得到覺醒的機緣，否則也許得等到另一世才有新的機會——在生命後期確實還是有覺醒的機會。

有的時候，投生到同一個時空的靈魂伴侶可能決定不要和彼此結婚。他們仍舊會相遇，但只會相守到約好的任務完成，接著就會道別。因為他們的人生之後的計畫和學習目標都不一樣，所以他們不用一輩子綁在一起。這不是悲劇，只是學習的安排而已。你們仍然共同享有永恆的生命，只是某些時候需要去到不同的課堂學習。

一個能和你建立連結但尚未覺醒的靈魂伴侶，可能會為你帶來極大的痛苦。未覺醒意指他或她無法清楚地看見生命，對於存在的許多層次毫無覺知。未覺醒表示他或者她對靈魂沒有任何理解，很常見的情況是，日常的生活瑣事占據了所有心智，讓靈魂無法覺醒。

我們總是會聽到這樣的理智藉口：「我還太年輕」；「我需要多多經歷」；「我還沒準備好定下來」；「你的宗教信仰和我不一樣」（或種族、區域、社會地位、智力水平、文化背景等等），這些都是藉口，因為這些特質都和靈魂沒有關係。

對方可能認出你們之間的化學反應，感受到確定無誤的吸引力，但不理解化學反應的源頭。很常見的誤解是，認為自己能輕易在他人身上找到這樣的激情，感受到這樣的靈魂相認和互相吸引。我們不會每天都在路上遇到靈魂伴侶，一輩子可能只能遇到兩、三次，但神聖的恩典會獎勵那些善良的心和充滿愛的靈魂。

不要擔心自己能不能遇到靈魂伴侶，這樣的相遇是命運的安排，它**一定會**發生的。但在相遇之後，雙方必須用自由意志決定接下來如何發展。要做怎樣的決定或是否做決定，這些都是自由意志，都由人選擇。

覺醒程度不夠的靈魂會基於頭腦和頭腦裡的恐懼和偏見作決定。很不幸地，這通常也會造成心痛的後果。一對伴侶的覺醒程度越高，他們用愛來進行選擇的機率也就越高。若兩人都完全覺醒，就能夠時時品嚐生命的至樂。

第二十二章　撥動命運的關鍵齒輪

讀到這些字句的人啊，請仔細閱讀我要說的話，
因為我十分難得才能回來塵世一趟。
——義大利博學家　李奧納多．達文西（Leonardo da Vinci）

還好還有比我的心智更有創意的高層力量，以巧妙的手法撥動命運的齒輪，悄悄密謀著伊莉莎白和佩德羅的相遇。他們的重逢是命中註定，之後如何發展，就看他們採取怎樣的行動了。

那天佩德羅要去紐約出差，打算待幾天處理完事情後，接著要轉往倫敦辦公兼渡假，然後就啟程回墨西哥。伊莉莎白則是要去波士頓開會，順道拜訪大學的

室友。雖然他們搭的是同一家航空公司的航班，但班機時間不同。

伊莉莎白在機場前往登機口時，發現她去波士頓的航班取消了，服務人員說這是機械故障，但這其實是命運的運作。

她很不悅，開始打電話給朋友重新擬定計畫。由於她早上有一場必須出席的重要會議，航空公司建議她改搭飛到紐華克（Newark）機場，然後從那裡轉乘凌晨的巴士到波士頓。

她不知道的是，計畫這麼一改，她要搭的飛機就變得和佩德羅一樣了。當伊莉莎白走到新的登機口時，佩德羅已經坐在那裡候機。他的餘光瞄到伊莉莎白，眼神忍不住跟著她的身影，看著她辦理登機手續，在登機室找到位置坐下。她的出現占據了他全部的注意力——他認出她是自己曾在等候室擦身而過的女子。

佩德羅心中產生一股遏制不住的親切感和想親近的渴望。在伊莉莎白掏出一本書打開時，佩德羅的眼神牢牢盯在她身上，注視著她的頭髮、雙手、坐下的姿態和一舉一動的風度，為了自己湧上的**莫名**熟悉感到困惑。

沒錯，他們確實見過，但這種熟悉感似乎遠遠不只那樣。他想，他們一定不只在等候室見過，但是他想破頭也無法想起到底是在哪裡見過。

這時，伊莉莎白感覺到有人在注視自己。這對她來說並不稀奇，於是她繼續試著專注在書本上。計畫臨時變動讓人難以專心，但她運用了平日的冥想技巧，終於清空思緒，靜心看起書來。

那股被注視的感覺持續著，於是她抬起頭來，看到盯著自己的佩德羅，先是眉頭一皺，但很快認出對方是曾在等候室打過照面的人，於是報以燦爛的微笑。

她下意識明白對方是安全無害的，但她是怎麼知道的呢？

她又多看了他一眼，接著把眼神轉回書頁上，但現在完全無法專注了。她的心跳開始變快，呼吸也急促起來。她可以**確信**，對方正被自己吸引，很快就會往這裡走過來。

她可以感覺到他靠近的腳步，他果然出現了。在簡短的自我介紹之後，兩人開始交談，彼此都感覺到一股瞬間燃起的強烈吸引力。沒聊多久，他提議去換位置，登機後好坐在一起。

在飛機離地後，兩人已經非常熟稔了。伊莉莎白覺得佩德羅非常熟悉，她清楚知道他會做什麼動作、會說什麼話。她小時候有很強的直覺靈力，但由於成長於保守的中西部小鎮，所受教育的價值觀和信念慢慢掩藏了這些天賦，但現在她再次感覺到自己所有的天線同時立起，仔細收集著一切訊息。

佩德羅無法將自己的目光從她的臉龐移開，他從未如此見過某個人的雙眼可以將他牢牢捕獲。她的眼睛既清澈又深沉，宛如天空蔚藍色的瞳孔周圍環繞著一圈深藍色的環，在這一片藍色海洋中，漂浮著棕色的島嶼——他沉醉其中。

他的腦子裡再次響起那句話，那句反覆出現在夢境裡，身穿白衣面露痛苦的女人曾告訴他的那些話。

『握住她的手……接近她。』

他遲疑了，他很想握住她的手，但覺得還是太唐突了，他們畢竟才剛認識。

飛機穿越夜空航行到靠近奧蘭多（Orlando）時，遇上了雷雨，機身開始劇烈搖晃，突來的晃動讓伊莉莎白吃了一驚，臉上閃過一抹焦慮的神情。

佩德羅立刻發現了，於是他伸出手握住了伊莉莎白。他知道這能讓她安心。當他觸碰到她的肌膚時，一股電流瞬間擊中他的心房。

伊莉莎白也感覺到了那股電流，同時也喚醒她生生世世的記憶。

於是，兩人建立了連結。

在做出重要的決定時，請聆聽你的心，聽從直覺智慧的指示，特別是在決定如何處理像是靈魂伴侶這樣的命運饋贈時，這一點格外重要。命運會將禮物直接送到你的眼前，但接下來要如何處理這個禮物，完全取決於你自己。如果你完全仰賴別人的建議，你可能會犯下可怕的錯誤。你的心知道你真正需要的是什麼，而其他人都有自己的偏見和濾鏡。

我的父親當初很反對我和卡蘿結婚。他是為我好，但他的判斷受到自己的恐懼左右。我現在回頭看，就知道卡蘿是命運賜予我的珍貴禮物。我們是橫跨數個世紀的靈魂友伴，這輩子她又像一朵芬芳的玫瑰一樣，在最美好的時刻出現在我面前。

我父親當初覺得我們年紀太輕。我認識卡蘿時才十八歲，剛完成哥倫比亞大學第一年的學業，而卡蘿十七歲，才正要去念大學而已。我們認識後沒幾個月就知道自己希望和對方相伴一生，即使家人、朋友都認為我們年紀太小，沒有足夠的經驗做這麼重大的人生決定，我還是不想再和其他人約會了。他們不懂的是，我的心靈擁有千百年的生命經驗，他不需要理性邏輯就能做出正確的決定。我當時無法想像離開卡蘿後要怎麼生活。

我父親有明顯的理由憂慮，他擔心我和卡蘿如果有了孩子，我可能必須離開學校，那就沒機會成為醫師了。事實上，這樣的經歷就發生在他身上。他在二戰期間，在布魯克林學院念醫學預科，因為我的出生，他必須在完成兵役後，直接進入職場賺錢。之後，他再也沒能完成醫學訓練，成為醫師的夢想也因此破滅。那個夢想從此成了他心裡苦澀的遺憾，他未能忘懷，只好將這個願望投射到自己的孩子身上。

愛能消融恐懼。我和卡蘿的愛最後消解了父親對我們的擔心，和他投射到我們身上的恐懼。卡蘿大學畢業，而我念醫學院第一年時，我們結婚了，那時我的父親已開始將卡蘿當作自己的女兒般疼愛，並為我們的結合高興。

當你的直覺、你的本能和你的靈魂都堅信不移時，請不要被他人出於恐懼的說服影響。他們也許是一番好意，也許是蓄意干擾，但這可能會讓你迷失道路，遠離人生的喜悅。

第二十三章　美好的體驗，正在發生

人能夠再次誕生，實在不該比人誕生這件事還要令人驚訝；自然中一切事物，都是一種復活。

——法國哲學家　伏爾泰（Voltaire）

伊莉莎白在波士頓時打電話給我，告訴我她把假期延長了。佩德羅則是先去倫敦把事情辦完，之後立刻回到波士頓和伊莉莎白相聚。他們開始愛上彼此，也交流了彼此仍清晰記得的前世經歷，在這一世重新探索對方。

「他真的很特別。」她這麼對我說。

「妳也是。」我提醒她。

在伊莉莎白和佩德羅的這段經歷後，我和病人的對談突然變得非常不同，充滿了神祕和神奇的美好經驗。我開設了許多大型工作坊，讓在場每個參與者都有機會體驗深度放鬆和催眠狀態，這種時候發生神奇經驗的機率也越來越高。

這些美好的靈性和神祕事件不限於前世和輪迴，它們不斷出現，並轉變了許多人的人生。能夠在這些事件中扮演一個角色，我感到非常幸運。以下描述的事件發生在短短的兩個禮拜期間。

一家地方報社的記者在波士頓參加了一場週末研討會和工作坊後，寫出了下面的報導。

> 許多人出席了魏斯醫生的前世回溯工作坊，其中多人描述了在工作坊期間體

驗到的深刻情感和靈性經驗，這些活動包含一項特別戲劇性的練習。

魏斯醫生將會場的燈光全數關閉，要求每個人找一個共同練習的夥伴。他要求所有兩人一組的參與者仔細看著彼此的臉，並用聲音引導參與者進行長達數分鐘的冥想。

在練習結束之後，有兩位素昧平生的女士表示在那幾分鐘內，彼此都看到對方是自己的姊妹。

一位女士說她在夥伴的臉上看到修女的樣子，而她的夥伴在聽到她的描述之後，吐露自己在前一天的回溯催眠中，憶起自己某個前世正是修女。

更驚人的是，在夥伴的臉上，有位地方婦女看到自己十九歲半就死於二戰的兄弟。那位夥伴是來自威斯康辛（Wisconsin）的年輕女性，她在前一天也體驗了前世回溯，回憶起自己穿著軍靴，拖著疲累的身體，在越戰前的某次戰爭中戰鬥，在十九歲半時送命。這番話讓這位女士感到十分安慰，強大的療癒能量瀰漫著整個會場。

「愛能消融憤怒，」魏斯醫生說道，「這是靈性層面的療癒。煩寧鎮定劑無法達到這個效果，百憂解也無法達到這個效果。」

愛還能療癒逝去的悲痛。

瓊恩·波利森科博士（Dr. Joan Borysenko）是一名優秀的心理治療師、細胞生物學家以及作家，我在波士頓的會議發表主題為「前世療法的靈性含意」（*Spiritual Implications of Past-Life Therapy*）專題演講時，她站在我的身旁，針對演講內容進行討論。

她那時講述了一段十年前的往事，說話時湛藍的眼睛中充滿光彩。十年前，她在哈佛醫學院擔任研究員，學術聲譽卓越。某次受邀在波士頓某個營養學會議演講時，遇到也下榻在同家旅館、出席另一個醫學會議的上司，他見到她時非常驚訝。

等她回到學校，她的上司召見她，威脅她如果再敢把哈佛大學的名頭借給營養學會議這種上不了檯面的場合，她就會失去在哈佛的工作。

現在時代已經大不相同了，即使是哈佛這種古老名校也不再那麼食古不化。不只營養學成為教學和研究的主流領域，甚至哈佛的某些教職員也開始進行和前世回溯療法有關的研究，開始驗證和拓展目前的臨床成果。

再接下來那個週末，我在波多黎各（Puerto Rico）的聖胡安（San Juan）帶領為期兩天的研討會，近五百人出席，現場也發生了神奇的經驗。許多人在催眠狀態下回想起幼年、子宮內或前世的回憶。其中一名參加者是波多黎各備受尊敬的鑑識精神醫學家，他的體驗尤為神奇。

在會議第二天的引導冥想時間，他的內在眼睛看見某一個年輕女子模糊的身影，女子來到他身前。

「告訴他們我很好，」她要求道，「告訴他們娜塔莎（Natasha）很好。」

精神醫學家對在場群眾描述這段經歷時，覺得自己「實在很傻」，畢竟娜塔莎這個名字在波多黎各並不常見，他沒有認識任何叫這個名字的人。另外，這個有如幽靈的女孩吐露的訊息非常突兀，和會議本身或他的個人生活毫無關係。

「這裡有人理解這個訊息的意義嗎？」精神醫師開口詢問其他聽眾。

這時會場後方一位女性高聲喊出，「我的女兒，是我的女兒！」

這位女性才二十幾歲的女兒在六個月前驟然去世，名字叫安娜．娜塔莉亞（Ana Natalia），但她的母親叫她娜塔莎，而且只有她才使用這個暱稱。

這位精神醫師從來沒有聽說過娜塔莎或她的母親的事，他和發出驚叫的母親一樣，也對這個不尋常的經歷感到震驚。兩人恢復鎮定後，娜塔莎的媽媽將女兒的照片拿給精神醫師看，他的臉色立刻刷白了。這就是剛剛接近他，要他轉達消息的模糊年輕女性。

再下個週末，我在墨西哥城主持會議，美好的神奇體驗再次頻頻降臨在的我身邊，令人起雞皮疙瘩的神奇感受頻繁地出現，讓人驚訝不已。

在某次冥想之後，觀眾裡有位女士流下喜悅的淚水，她剛才在冥想中回想起某個前世，那時她是名男性，而她這輩子的丈夫在那時是她的兒子，被作為父親的她拋棄。在這輩子的夫妻關係中，她的丈夫一直非常擔心她會離開，但這些擔心沒有合理的依據，而且她從來不曾威脅離去，甚至總是不停提供保證，試圖讓他放心。他這股強烈的不安幾乎毀了自己的生活，也毒害著他們的關係。

現在她瞭解先生恐懼的真正來源，立刻衝去撥電話，告訴先生自己的體驗，並再次保證自己絕對不會拋下他。

有的時候，一段關係能在瞬間得以修復。

在第二天研討會快結束的時候，我在為讀者簽書，有位輕聲哭泣的女士推開人群走向我。

「太感謝你了！」她握住我的手，對我低聲地說，「你不知道你幫了我多大的忙！」

「過去十年來我的上背一直痛得厲害，我不只在這找醫生，還去了休士頓、洛杉磯，但都沒有醫生能治療，我一直受疼痛折磨。昨天在做前世回溯時，我看到自己前世是個士兵，從背後挨了一刀，就在脖子下面，跟我痛的地方一模一樣。然後疼痛就消失了，這是十年來頭一次我不受它所擾，到現在也還是好好的！」她看起來非常高興，臉上的笑容和眼淚停不下來。

我近來必須常常提醒大家對回溯療法多點耐心，取得進展可能要花上好幾個禮拜，甚至好幾個月，如果療效不如預期，千萬不要氣餒、放棄。但這位女士提醒了我，有時候復原也能以驚人的速度瞬間達成。

看著她離去的背影，我不禁開始好奇，未來還能見證怎樣的奇蹟。

我看過接受前世回溯的患者和工作坊學員越多，見證他們的神奇和神祕體驗越多，我就越意識到轉世的概念不過是一種手段。

透過這種手段能取得的療癒成果是不容置疑的。即使人們不相信前世，他們也能好轉，甚至連治療師相不相信都不重要。記憶重回腦海，症狀因此消失。

然而，很多人開始執著於手段，而不是透過手段想抵達的目的地，他們抓著名字和歷史描述的準確性等等細節牢牢不放，在他們眼裡，重點變成如何盡可能找回更多前世的細節。

這些人在為了幾棵樹，放棄整片森林。轉世是取得更廣闊的知識、智慧和理解的橋梁，這個概念能提醒我們，跨越生死時，什麼是我們能帶走的，而什麼只是身外之物，另外，它還能提醒我們存在的目的，以及如何完成眼前的任務，繼續向前走。它能在我們的人生路上給予可貴的指引和幫助，提醒我們，摯愛之人永遠會回到身邊與我們同行，為我們減輕重負。

第二十四章　成長的目的是學習

既然我已存在於這個人世，我相信自己會永遠存在，雖然形式可能會有所改變；此外，即使作為人，生活有著許多不便，但只要有機會將上一版的「錯誤」加以糾正，我不介意能為自己的人生再添一版。

——美國開國元勛　班傑明．富蘭克林（Benjamin Franklin）

這麼多年來，我有許多病人最後都成了我的老師。他們持續與我慷慨分享他們的故事和體驗，饋贈他們寶貴的知識和靈性理解。其中有一些更成了我親密的朋友，除了上面的贈與，更與我分享他們的生命。

多年以前，在我尚未出版《輪迴八十六次的生命覺醒之旅》，但已經為凱瑟琳和好幾個病人完成回溯療法時，有個病人對我轉達了兩個訊息。她在夢境中收到這些訊息，醒來後立刻抄寫下來。這些訊息來自斐洛（Philo[2]），我曾在第一本書裡提到，他也曾出現在我的夢境中。但這個病人並不知道我的夢境，這個名字的「巧合」對我來說很有意思。

這些訊息難道是來自她的潛意識嗎？或來自一個外部的源頭？那個源頭是斐洛嗎？還是，這是她曾在某處讀過、聽過，但卻淡忘了的記憶？又或許這些都不重要。我女兒艾咪曾說過類似這樣的話，「真實是一種存在，而這確實存在於她的心智中。」這些訊息中也提到了心智。

致BLW：

我們每個人的心智可以理解一切其他的事，唯獨無法理解自己（它無法知道自己是什麼，從何而來，是精神、血液、火焰或其他物質，甚至無法說出它是有

2 來自希臘文的字根，是「愛」的意思。

形或無形。）我們對於靈魂何時進入身體一無所知。你做了很好的工作，引導生靈認出那一刻，這是好的開始。

你的朋友　斐洛

另一個訊息隔了一個禮拜，其中談論了神的本質。

致ＢＬＷ：

我們還必須記得，至高無上的存在是宇宙唯一的起源、父親和創造者。祂並非在一切之中灌注祂的思想，而是灌注祂的本體。

而祂的本體在這個宇宙中不會窮盡，祂凌駕於萬物之上，超越一切。

我們可以說整個宇宙中唯有祂的力量，雖然祂在祂的力量之上，祂也涵納了那些力量。他們所做的，正是祂透過他們所完成的。

現在，他們在這個世上是可見的，從他們的活動中，我們能窺見神的本質。

意識　斐洛

不管這些話語從何處來，我在之中看見了偉大的真理。

我曾會見許多有名的通靈者和靈媒，還有神父和導師，我從他們身上學到了很多。他們之中有人具有驚人的天賦，有些則沒有。

我透過這些經驗開始明白，通靈的能力和靈性進化的等級並沒有直接關係。我記得有次和知名太空人及超自然現象研究者艾德加・米切爾（Edgar Mitchell）對談，他曾在實驗室研究一位知名靈媒，他能影響能量場，透過磁場改變指南針的指向，甚至用意志力移動物體——最後一個能力又稱為隔空移物。雖然這個靈媒擁有這些強大的通靈能力，艾德加卻注意到他的人格和個性並沒有顯露出高等的靈性覺知。他是第一個對我指出通靈能力和靈性發展不一定彼此關聯的人。

我相信對某些人來說，隨著他們的靈性成長還有覺知程度越來越高，通靈能力自然會增強。這更像是一種附加產品，而不是必要的步驟。通靈能力的提升不應該造成小我的膨脹。成長的目標是要學習愛和慈悲、善和博愛，而不是要成為赫赫有名的靈能力者。

甚至，治療師如果有意識的話，也能在和患者一起工作時，發展出很高的通靈能力。有的時候，我能從對面正在舒適椅子上坐著的病人身上，接收到通靈的訊息，來自直覺的知識，甚至身體的感受。

幾年前，我曾醫治過一名年輕的猶太女性，她來時狀況非常不好，覺得自己格格不入，對於身處的家庭無法產生歸屬感。當我和她說話時，雙手掌心突然傳來莫名刺痛，於是我低頭看著皮椅把手，皮面上沒有任何破損或尖銳邊角，完全無法解釋手上傳來的感受。然而疼痛越來越強烈，甚至開始轉變為灼熱的劇痛。我看著自己的手，但找不到任何按壓的痕跡，也沒有傷痕，這疼痛毫無來由。

接著，我腦中突然冒出一個想法：這像是被釘上十字架的痛楚。我決定詢問病人：「十字架的受難對妳有什麼意義嗎？妳是不是對耶穌有信仰？」她臉色變得慘白，目瞪口呆地看著我。

她從八歲開始悄悄上教堂，從來不敢告訴父母自己信仰天主教。手上傳來的感受讓我得以和她建立互信，幫她打破生命的僵局，讓她知道自己並不瘋狂也不奇怪，她的感受其來有自。這麼一來，她終於開始理解和療癒自己。後來，我們發現她在兩千年前曾經在巴勒斯坦生活，那個前世留下了許多痕跡。

我們都是通靈者，我們也都是導師。我們只是忘了自己靈性的那面。曾經有病人問我對印度知名的聖人賽巴巴（Sai Baba）有什麼看法，他是道成肉身、轉世靈童或是天神降世凡間嗎？

「我不知道，」我回答，「但就某個層面而言，我們每個人不都是嗎？」我們都是神，因為神在我們的心中。我們不應該為如何得到通靈能力操心，因為這只是路途上的標示而已。我們應該透過善行、透過服務去表現我們的神性和愛。

也許每個人擔任他人導師的時間都不該超過一、兩個月，反覆造訪印度也毫無必要，因為真正重要的旅程是在我們心中。

具有超凡的經驗，開始接觸到靈性存在，並瞭解生命絕對不只有形之物，當然有其好處。畢竟對許多人來說，眼見才能為憑。

但我們的道路是向內的，這是更困難的道路，旅程中會遇上許多痛苦。我們必須對自己的學習負責，我們不能把這個責任往外推給別人，推給某個導師。

神的國度，就在你的內在。

尾聲

我現在在這裡，我確信過去我已來過千次，
我希望未來，我還能再來千次。

——德國戲劇家、詩人　歌德

我偶爾會收到伊莉莎白和佩德羅的消息。他們結婚了，在墨西哥幸福地生活著，佩德羅在那裡除了經商也開始從政。伊莉莎白養育著他們生下的可愛女兒，她有著一頭棕色長髮，喜歡在花園裡摘花，追逐在她四周圍繞飛舞的蝴蝶。

「感謝你做的一切，」伊莉莎白最近在信裡寫道，「我們非常幸福，這都是你的功勞。」

我不相信我有什麼功勞，我也不相信巧合。我確實在他們的相遇過程中推了一把，但沒有我，他們遲早也會認識彼此。命運就是如此運作的。

當我們允許愛自由流動時，愛就能克服一切困難。

高寶書版集團
gobooks.com.tw

AM 006

輪迴兩千年的命定相遇之旅：精神科醫師見證靈魂伴侶的重逢奇蹟，感受愛的療癒力量，為生命注入豐盈美好

Only Love Is Real: A Story of Soulmates Reunited

作　　者　布萊恩．魏斯（Brian L. Weiss）
譯　　者　林怡孜
主　　編　林子鈺
責任編輯　高如玫
校　　對　藍勻廷
封面設計　林政嘉
內頁排版　賴姵均
企　　劃　陳玟璇
版　　權　劉昱昕

發 行 人　朱凱蕾
出　　版　英屬維京群島商高寶國際有限公司台灣分公司
　　　　　Global Group Holdings, Ltd.
地　　址　台北市內湖區洲子街88號3樓
網　　址　gobooks.com.tw
電　　話　(02) 27992788
電　　郵　readers@gobooks.com.tw（讀者服務部）
傳　　真　出版部(02) 27990909　行銷部 (02) 27993088
郵政劃撥　19394552
戶　　名　英屬維京群島商高寶國際有限公司台灣分公司
發　　行　英屬維京群島商高寶國際有限公司台灣分公司
法律顧問　永然聯合法律事務所
初版日期　2024年12月

國家圖書館出版品預行編目(CIP)資料

輪迴兩千年的命定相遇之旅：精神科醫師見證靈魂伴侶的重逢奇蹟，感受愛的療癒力量，為生命注入豐盈美好 / 布萊恩．魏斯(Brian L. Weiss)著；林怡孜譯. -- 初版. -- 臺北市：英屬維京群島商高寶國際有限公司台灣分公司, 2024.12
　面；　公分. --

譯自：Only love is real : a story of soulmates reunited

ISBN 978-626-402-152-4（平裝）

1.CST：催眠療法　2.CST：心理治療　3.CST：輪迴　4.CST：靈魂

418.984　　　113018977